El alcohol y sus consecuencias:
un enfoque multiconceptual

El alcohol y sus consecuencias:

un enfoque multiconceptual

Editores:
Arthur Guerra de Andrade
James C. Anthony

Coeditora:
Camila Magalhães Silveira

Copyright 2011 Editora Manole Ltda., por medio de contrato de coedición con los editores.
Minha Editora es un sello editorial Manole.

Logotipos: *Copyright* ICAA – International Council on Alcohol and Addictions
Copyright IPq – Instituto de Psiquiatria do Hospital das Clínicas da FMUSP

Traducción de Sandra Martha Dolinsky.
Diseño gráfico y maquetación: Departamento editorial de Editora Manole.
Portada: Departamento de Arte de Editora Manole.
Ilustraciones: Guilherme Jotapê Rodrigues.

Datos Internacionales de Catalogación en la Publicación (CIP)
(Câmara Brasileira do Livro, SP, Brasil)

El alcohol y sus consecuencias: un enfoque
multiconceptual / editores Arthur Guerra de
Andrade, James C. Anthony; coeditora Camila
Magalhães Silveira; [traducción de Sandra
Martha Dolinsky]. – Barueri, SP: Manole, 2011.

Título original: Álcool e suas conseqüências: uma
abordagem multiconceitual.
Varios autores.
Bibliografía.
ISBN 978-85-78680-14-5

1. Alcohol – Abuso 2. Alcohol – Efecto
fisiológico 3. Alcohólicos – Psicología
4. Alcohólicos – Rehabilitación 5. Alcoholismo
I. Andrade, Arthur Guerra de. II. Anthony,
James C. III. Silveira, Camila Magalhães

10-09493	CDD-362.2928

Índices para catálogo sistemático:
Alcohólicos: Recuperación: Problemas
sociales 362.2928

Todos los derechos reservados.
Prohibida la reproducción total o parcial,
por cualquier medio, sin la autorización expresa de los editores.
Prohibida la reproducción mediante fotocopia.

La editorial Manole está afiliada a la Asociación Brasileña de Derechos Reprográficos
(Associação Brasileira de Direitos Reprográficos – ABDR)

Primera edición en portugués – 2009
Primera edición en español – 2011

Editora Manole Ltda.
Avenida Ceci, 672 – Tamboré
06460-120 – Barueri – SP – Brasil
Tel: (11) 4196-6000 – Fax: (11) 4196-6021
www.manole.com.br
info@manole.com.br

Impreso en Brasil
Printed in Brazil

Autores

André Malbergier

Médico Psiquiatra.

Doctor en Psiquiatría por la Facultad de Medicina, Universidad de São Paulo.

Profesor Colaborador Médico del Departamento de Psiquiatría, Facultad de Medicina, Universidad de São Paulo.

Arthur Guerra de Andrade

Médico Psiquiatra.

Profesor Asociado del Departamento de Psiquiatría, Facultad de Medicina, Universidad de São Paulo.

Profesor Titular de Psiquiatría y Psicología Médica, Facultad de Medicina ABC.

Presidente Ejecutivo del Centro de Informaciones sobre Salud y Alcohol (CISA).

Camila Magalhães Silveira

Médica Psiquiatra de la Unidad de Dependencia Química del Departamento de Psiquiatría, Facultad de Medicina, Universidad de São Paulo.

Investigadora del Núcleo de Epidemiología Psiquiátrica del Departamento de Psiquiatría, Facultad de Medicina, Universidad de São Paulo.

Coordinadora del Centro de Informaciones sobre Salud y Alcohol (CISA).

Carla L. Storr

Profesora del Department of Family and Community Health, University of Maryland School of Nursing, Baltimore, EE.UU.

Profesora Adjunta del Department of Mental Health, Johns Hopkins Bloomberg School of Public Health, del Baltimore, EE.UU.

Danilo Antonio Baltieri

Médico Psiquiatra.

Máster y Doctor en Medicina por el Departamento de Psiquiatría, Facultad de Medicina, Universidad de São Paulo.

Profesor Asistente de Psiquiatría, Facultad de Medicina ABC.

Investigador del Departamento de Psiquiatría, Facultad de Medicina, Universidad de São Paulo.

Miembro de la Asociación Internacional para el Tratamiento de Agresores Sexuales (IATSO).

Fernanda Cestaro Prado Cortez

Médica Psiquiatra.

Investigadora del Dispensario de Trastornos Sexuales, Facultad de Medicina ABC.

Gabriel Andreuccetti

Máster en Epidemiología por el Departamento de Medicina Preventiva, Facultad de Medicina, Universidad de São Paulo.

Investigador del Centro de Informaciones sobre Salud y Alcohol (CISA).

Hermann Grinfeld

Médico Pediatra del Hospital Israelita Albert Einstein (HIAE).

Investigador del Instituto de Ciencias Biomédicas, Universidad de São Paulo.

Miembro de la Sociedad Brasileña de Pediatría.

James C. Anthony

Profesor de Epidemiología del College of Human Medicine, Michigan State University, EE.UU.

Julio de Carvalho Ponce
Máster en Medicina Legal por el Departamento de Medicina Legal, Ética Médica y Medicina Social y del Trabajo, Facultad de Medicina, Universidad de São Paulo.

Laura Helena S. G. Andrade
Médica Psiquiatra.
Posdoctora en Psiquiatría por la Johns Hopkins University, EE.UU.
Profesora y Supervisora del Programa de Posgrado en Psiquiatría del Departamento de Psiquiatría, Facultad de Medicina, Universidad de São Paulo.
Coordinadora del Núcleo de Epidemiología Psiquiátrica del Departamento de Psiquiatría, Facultad de Medicina, Universidad de São Paulo.

Luciana Roberta Donola Cardoso
Psicóloga de la Unidad de Dependencia Química del Departamento de Psiquiatría, Facultad de Medicina, Universidad de São Paulo.

Lúcio Garcia de Oliveira
Biomédico.
Máster y Doctor en Ciencias por el Departamento de Psicología, Universidad Federal de São Paulo.
Posdoctorando del Departamento de Psiquiatría, Facultad de Medicina, Universidad de São Paulo

Maria Carmen Viana
Título de PhD en Psiquiatría por el Institute of Psychiatry, University of London, Reino Unido.
Profesora Asociada de la Escuela de Medicina de la Santa Casa de Misericordia, Vitória/ES, Brasil.
Investigadora Colaboradora del Núcleo de Epidemiología Psiquiátrica del Departamento de Psiquiatría, Facultad de Medicina, Universidad de São Paulo.

Salme Ahlström
Profesora de Sociología del Department of Alcohol and Drug Research, National Research and Development Centre for Welfare and Health, Finlandia.
Vicepresidente del International Council on Alcohol and Addictions (ICAA), Canadá.

Silvia S. Martins

Médica Psiquiatra.

Doctora en Psiquiatría por el Departamento de Psiquiatría, Facultad de Medicina, Universidad de São Paulo.

Profesora Investigadora del Department of Mental Health, Johns Hopkins Bloomberg School of Public Health, Baltimore, EE.UU.

Vilma Leyton

Doctora en Toxicología por la Facultad de Ciencias Farmacéuticas, Universidad de São Paulo.

Profesora de Medicina Legal del Departamento de Medicina Legal, Ética Médica y Medicina Social y del Trabajo, Facultad de Medicina, Universidad de São Paulo.

Directora del Departamento de Alcohol y Drogas de la Asociación Brasileña de Medicina de Tránsito (Abramet).

Wolfgang Heckmann

Profesor de Psicología del Department of Social and Health Sciences, University of Applied Sciences Magdeburg Stendal, Alemania.

Yuan-Pang Wang

Médico Psiquiatra.

Máster y Doctor en Psiquiatría por el Departamento de Psiquiatría, Facultad de Medicina, Universidad de São Paulo.

Investigador Asociado del Núcleo de Epidemiología Psiquiátrica del Departamento de Psiquiatría, Facultad de Medicina, Universidad de São Paulo.

Profesor Titular de Psiquiatría de la Facultad de Medicina de Santo Amaro (Unisa).

Índice

Prefacio XI
Peter Vamos

Consumo nocivo de alcohol:
datos epidemiológicos mundiales 1
James C. Anthony

Principales consecuencias a largo plazo debidas
al consumo moderado de alcohol 37
Arthur Guerra de Andrade
Lúcio Garcia de Oliveira

Dependencia alcohólica: aspectos clínicos y diagnósticos 67
Wolfgang Heckmann
Camila Magalhães Silveira

Consumo nocivo de alcohol entre estudiantes europeos:
resultados del ESPAD 89
Salme Ahlström

El alcohol y sus consecuencias: un enfoque multiconceptual

Patrones de consumo de alcohol y problemas derivados del beber episódico intenso en Brasil 103

Laura Helena S. G. Andrade
Camila Magalhães Silveira
Silvia S. Martins
Carla L. Storr
Yuan-Pang Wang
Maria Carmen Viana

Problemas específicos: alcohol y VIH/SIDA 123

André Malbergier
Luciana Roberta Donola Cardoso

La violencia y el consumo nocivo de alcohol............. 139

Danilo Antonio Baltieri
Fernanda Cestaro Prado Cortez

Problemas específicos: alcohol y tránsito 163

Vilma Leyton
Julio de Carvalho Ponce
Gabriel Andreuccetti

Consumo nocivo de alcohol durante el embarazo 179

Hermann Grinfeld

Cuaderno a color 1

Prefacio

La cuestión sobre cómo reaccionar a los diversos patrones de consumo del alcohol, a la industria de bebidas alcohólicas y al problema del alcoholismo resulta una posición arbitraria, que impone a las familias, a las ciudades y a las naciones la creación de incontables medidas de intervención responsables de la definición de las siguientes aspiraciones:

- *una cultura de abstinencia o una sociedad cuyo ideal es quedarse libre de las sustancias que causan dependencia;*
- *una cultura ambivalente o una sociedad en la que el consumo del alcohol resulta un ritual excepcional;*
- *una cultura permisiva o una sociedad que garantiza derechos y arbitrariedades individuales;*
- *una cultura funcionalmente turbada o una sociedad que se destruye por medio del alcohol.*

¿En cuál de esos ambientes se vive mejor?

Heckmann & Silveira[1]

---

1   Heckmann, W. & Silveira, C. «Dependência do álcool: aspectos clínicos e diagnósticos».[7] In: Álcool e suas consequências: uma abordagem multiconceitual. Barueri, Manole/ Minha Editora, 2009. p.49-50.

El alcohol y sus consecuencias: un enfoque multiconceptual

La abstinencia y la permisividad, o algo semejante a esto, son elecciones que toda sociedad debe hacer, sobre la base tanto de su nivel de conocimiento científico como el de su propia formación moral. Este importante y tan bien editado libro ayuda a afrontar algunas de esas cuestiones polémicas, dado que presenta pruebas científicas relevantes de modo imparcial.

Esta obra ofrece un panorama general espantoso de los desafíos que el alcohol representa para individuos y sociedades, a la vez que expone evidencias empíricas y deja las conclusiones al lector.

El capítulo introductorio es de autoría de J. C. Anthony, epidemiólogo de reputación internacional de la *Michigan State University*, EE.UU., que aborda las actualidades sobre los conceptos en el área de la epidemiología del consumo de alcohol y sus patrones mundiales de consumo. El autor aprovecha para trazar importantes consideraciones sobre la carga global de las enfermedades y los costos sociales asociados al consumo de alcohol, así como la influencia del perfil demográfico de las poblaciones sobre ese consumo, sobre la base de publicaciones del reciente Consorcio Mundial de Investigaciones sobre Salud Mental (*World Mental Health Surveys Consortium* – WMHS), que proyecta sus consecuencias de forma inédita, de aquí a 20 años.

En cuanto a la redefinición de conceptos de la epidemiología sobre el consumo de alcohol, el autor realiza de forma ejemplar consideraciones sobre la definición actual de los Trastornos Debidos al Consumo de Alcohol, al uso de otras drogas y a la proporción de años de vida ajustados a la discapacidad (DALYs por su sigla en inglés, *disability-adjusted life years*) atribuibles al alcohol, a fin de estimar el impacto real del consumo de alcohol sobre el individuo y la sociedad, lo que no parece estar actualizado.

El relato abarcador de S. Ahlström sobre los descubrimientos realizados por el Proyecto de Estudio sobre Alcohol y otras Drogas en Escuelas Europeas (ESPAD) enfatiza el impacto de culturas específicas y sus normas sociales sobre la conducta de beber del adolescente. Ese estudio también identifica las influencias de género específicas para la edad, descubrimientos útiles y relevantes para todos los implicados con el desarrollo de las estrategias de prevención y educación apropiadas para

XII

los jóvenes, sus familiares y sus pares. La diversidad en las necesidades culturales pone de relieve el hecho de que no se puede aplicar ninguna estrategia masiva en los ámbitos de educación y prevención.

El capítulo escrito por W. Heckmann y C. M. Silveira para este libro presenta un amplio panorama del diagnóstico histórico y de la práctica actual del consumo del alcohol; también ofrece una importante discusión sobre la farmacología del alcohol y los consiguientes procesos patológicos, además de su impacto sobre el cuerpo humano. Dicha revisión les concede a los autores las bases necesarias para la discusión de estrategias y modelos terapéuticos. El análisis de las evidencias disponibles permite al lector que esté bien preparado para considerar el impacto del estado actual del conocimiento sobre la práctica clínica y las políticas públicas, con el planteo de una serie de cuestiones importantes para la continuidad del estudio.

A. G. Andrade y L. G. Oliveira afrontan con valor la cuestión de las consecuencias a largo plazo del consumo moderado de alcohol; quizá uno de los temas más controvertidos que este libro intenta plantear. Ellos señalan las dificultades generadas por la falta de una definición común para el término «moderado» y resaltan que las definiciones varían no sólo entre los países, sino también dentro de los límites de cada país. Los autores, además, advierten que las evidencias apuntan a diferencias individuales originadas por la experiencia, la tolerancia, la vulnerabilidad genética del metabolismo, el estilo de vida y el período en que se da el consumo. Esas situaciones sin solución, a menudo suelen inducir a quejas intensas y a percepciones erróneas con respecto a los beneficios permanentes para la salud del «consumo moderado de alcohol», lo que expone a la gente a consecuencias negativas significativas tanto en un corto como en un largo plazo. Además, el capítulo evalúa el impacto sobre las enfermedades asociadas al consumo del alcohol, ya sea como causa y factor agravante cuanto como factor beneficioso. Los autores alertan contra la generalización del nivel actual del conocimiento pero concluyen que, aunque el uso abusivo de alcohol suponga un impacto negativo sobre la salud pública, las evidencias indican que sí, puede haber beneficios asociados al consumo moderado de bebidas alcohólicas. El artículo termina señalando la necesidad de futuras investigaciones. Los autores insisten en que las autoridades de salud

XIII

pública y los medios de comunicación deben interpretar e informar, de manera clara y objetiva, sobre los descubrimientos relacionados a los efectos beneficiosos del consumo moderado de alcohol. Esa acción estimularía las prácticas sanas de consumo y alertaría que, en determinadas condiciones, hasta el uso moderado puede resultar problemático.

Claro está que, hasta que se logre llegar a un consenso para la definición de consumo moderado de alcohol, sigue la controversia y se deberá discutir intensamente sobre la divulgación de información a la población sobre los posibles beneficios para la salud de dicha modalidad de consumo.

Ninguna de esas controversias involucra los problemas derivados del consumo abusivo de alcohol, examinado en el capítulo escrito por L. H. Andrade et al. En Latinoamérica y la zona de Caribe, el 10% de óbitos y de discapacidades se atribuye al consumo de alcohol. En Brasil, se describe que el alcohol es el principal factor de riesgo para la carga general de enfermedades, siendo responsable de un 11,4% de años de vida perdidos por discapacidad. Dichos autores mencionan un estudio realizado en 1992 en EE.UU., en el que los costos directos e indirectos del alcohol y del uso de otras drogas han alcanzado la increíble cifra de 200 mil millones de dólares por año, con costos directos mensuales atribuidos al tratamiento. Aunque gran parte del capítulo esté centrada en la situación brasileña, los autores también analizan investigaciones generales, así como las asociaciones del alcohol con problemas clínicos y comorbilidades psiquiátricas. Algunos estudios muestran que el 50% de los pacientes con trastorno mental grave desarrollarán problemas relacionados al uso del alcohol, y muchos trastornos psiquiátricos se relacionan al abuso o a la dependencia alcohólica.

El capítulo escrito por A. Malbergier y L. Cardoso sobre el consumo de alcohol y su relación con el VIH/SIDA resulta igual de significativo. Ellos relatan que los consumidores de bebidas alcohólicas presentan dos veces más posibilidad de infectarse con el VIH, en comparación con la gente que no bebe, debido al amplio consumo de alcohol para desinhibirse durante el acto sexual, lo que disminuye la capacidad para discernir sobre los riesgos asociados a la infección por dicho virus. Tales autores han constatado que África Subsahariana, Rusia, India y Brasil son

XIV

Prefacio

países donde el contagio del VIH se presenta directamente relacionado al consumo de bebidas alcohólicas. En dichos países, el consumo moderado, aunque raramente, lleva a la práctica de sexo sin preservativo. Los autores señalan que el alcohol se asocia, a menudo, al inicio precoz de las actividades sexuales no seguras por adolescentes de distintas culturas. Un estudio de la Organización Mundial de la Salud (OMS) constató que el 53% de individuos seropositivos evaluados, durante el mes previo a la investigación, bebieron y practicaron sexo sin protección, y no estaban comprometidos con sus programas clínico-terapéuticos. Los autores concluyen que la intervención breve, las entrevistas motivacionales, la interferencia en la conducta y las terapias cognitivas conductuales resultan eficaces para reducir el consumo de alcohol y promover la participación en los programas terapéuticos contra el VIH.

En el capítulo «Consumo Nocivo de Alcohol Durante el Embarazo», H. Grinfeld muestra una situación de advertencia; presenta pruebas de que el consumo de bebidas alcohólicas durante la gestación constituye la causa más común de defectos congénitos de niños con retraso mental, además de malformación del feto en el hemisferio izquierdo. El consumo excesivo de alcohol durante el embarazo incrementa significativamente el riesgo de Síndrome Alcohólico Fetal (SAF), con una posibilidad del 75% de recurrencia en mujeres que previamente hayan expuesto un feto al alcohol. El artículo también ofrece una discusión exhaustiva del mecanismo del SAF y gran parte de las investigaciones que abordan dicho síndrome como tema.

El presente libro es una herramienta valiosa; cada capítulo resulta bastante ponderado, objetivo y con muchas referencias. Esta obra se debe convertir en una herramienta de gran utilidad para educadores, investigadores de dependencia alcohólica y autoridades políticas, ya que proporciona una discusión clara y concisa de cada tema, con bibliografías provechosas de fuentes primarias.

Tengo la sensación de que no podemos exagerar en los riesgos asociados al consumo del alcohol, ni subestimar su significado histórico y cultural en nuestra vida.

Los desafíos en lo que respecta a la educación y la prevención son ingentes. El historial de intentos por controlar el consumo de alcohol por medio de la legislación e imposición de la ley está repleto de fracasos. El costo en términos humanos y financieros es espantoso.

La verdad es que sólo políticas basadas en evidencias nos pueden brindar esperanza para lidiar con los desafíos que afrontamos. Libros como este, seguramente, nos ayudarán en ese camino.

Peter Vamos
Presidente del International Council on
Alcohol and Addictions (ICAA), *Canadá*

Consumo nocivo de alcohol: datos epidemiológicos mundiales

James C. Anthony

INTRODUCCIÓN

Cada año, cerca de 2 mil millones de personas consumen bebidas alcohólicas, lo que corresponde a cerca del 40% (ó 2 de cada 5) de la población mundial con más de 15 años. En gran medida, las experiencias con los compuestos psicoactivos de las bebidas alcohólicas provienen del consumo de productos comerciales, como se comprueba en los registros oficiales de cada país (por ejemplo, recaudación de impuestos). Aún así, hay un consumo considerable de productos alcohólicos no comerciales, como vino de palmera, bebidas caseras y chicha, que también se tienen en cuenta en las estimaciones globales del consumo de alcohol. Al centrarnos en las consecuencias nocivas, a cada año, se estima que mueren de 2 a 2,5 millones de personas debido al consumo de alcohol (por ejemplo, intoxicaciones agudas, cirrosis hepática alcohólica, violencia y accidentes de tránsito). La proporción entre los dos datos (2 mil millones de consumidores; 2 a 2,5 millones de muertes atribuidas al alcohol) indica que a cada año las consecuencias nocivas del alcohol son responsables de alrededor de 1,2 muerte atribuible al alcohol por cada 1.000 consumidores – alrededor de un 6% de todas las muertes entre hombres (consumidores y no consumidores) y el 1% entre las mujeres. En el mundo, el costo anual estimado del consumo nocivo se encuentra entre el 0,6% y el 2% del producto interno bruto (PIB) global (alrededor de US$ 210.000.000 a US$ 665.000.000). Dichos costos se distribuyen de forma no aleatoria por los países del mundo, a menudo acompañan el consumo *per cápita* de alcohol, como se muestra en la Figura 1 (creada para este capítulo utilizando el *software* de análisis de datos STATA y estimaciones que se pueden obtener del *Statistical Information Systems Online Databases*, una herramienta de gran utilidad de la Organización Mundial de la Salud – OMS –, que ha servido de fuente para muchas estadísticas presentadas en este capítulo).

Como se muestra en la Figura 1, sobre la base de estadísticas de la OMS para el año 2003, los países más oscuros incluyen Hungría, Irlanda, Luxemburgo y República de Moldavia, todos con consumo de alcohol *per cápita* registrado por encima de 13 litros de etanol puro para habitantes con más de 15 años. En el otro extremo se ven países como Afganistán, Libia, Mauritania y Paquistán, los cuales presentan valores bajísimos para el consumo *per cápita* (menor a 0,5 litro) pero probablemente no tienen en cuenta el «mercado negro» y el «mercado gris» para el consumo de alcohol. Aún así, en países calificados como «repúblicas islámicas», gran parte de las poblaciones respetan la tradicional abstinencia de alcohol de las costumbres

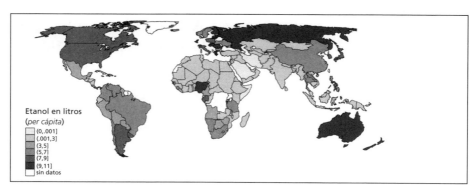

Figura 1   Estimaciones para consumo de etanol puro *per cápita* para la población de cada país, con edad de 15 años o superior. (Véase figura en colores en el Cuaderno a color).

Fuente: adaptado de WHOSIS,[1] utilizándose el software STATA: http://www.who.int/whosis/.

islámicas. En países como EE.UU. y Brasil, se encuentran valores intermedios con cifras *per cápita* de 8 a 9 litros y 5 a 6 litros, respectivamente. Dichas estadísticas de la OMS permiten una introducción a datos mundiales del consumo nocivo de alcohol de forma que, dentro de ciertos límites, las tasas y niveles de los daños relacionados al alcohol tienden a acompañar los patrones de consumo *per cápita*.

Los patrones globales de consumo de alcohol de ese tipo y las consecuencias nocivas del beber se apoyan en un historial sumamente largo de la familiaridad humana con esa forma particular de uso de droga psicoactiva.

Los primeros indicios del consumo humano de bebidas alcohólicas que contenían etanol se pueden encontrar en jarrones paleolíticos y hay evidencias sobre el aprovechamiento humano de esas bebidas hace aproximadamente cuatro milenios. En todas las apariciones, el ámbito del consumo del alcohol en la historia antigua es esencialmente global, reflejando la facilidad relativa de producción de alcohol (por ejemplo, por la fermentación de frutas y vegetales cultivados en forma local, aún antes del descubrimiento de los procesos de destilación).

La percepción de las consecuencias nocivas del alcohol apareció hace más de 3.000 años, documentada en antiguas leyes de Mesopotamia similares a las actuales leyes de *Dram Shop* (nombre que se da a las tiendas que venden bebidas alcohólicas), que restringen la venta de alcohol cuando los consumidores ya se encuentran fuertemente alcoholizados. En China antigua, hay documentación de costumbres y códices cuyo objeto era disminuir las consecuencias nocivas del acto de beber.[2] En la era moderna, se encuentran más diseminados los movimientos por el equilibrio o la prohibición, basados en el temor de las consecuencias nocivas del consumo de alcohol, o la preocupación de que la intoxicación pueda comprometer la relación del individuo con su divinidad (como en el Antiguo Testamento de la Biblia o en el Corán del Islamismo). Resulta notable que, en el mundo islámico, las tradiciones de abstinencia (o moderación) remiten a más de 1.000 años, y no debe sorprender que los patrones de consumo de alcohol actuales sean resultado de esas antiguas tradiciones.

Claro es que, en algunos países, los movimientos por la moderación han tardado en desarrollarse. Por ejemplo, en un relato del movimiento antialcohol en Europa, Y. B. Gordon sostiene que «en 1893 había únicamente un abstemio conocido en el Imperio Alemán, al Sur de Eider, el señor Georg Asmussen [de Hamburgo]...». Gordon añade que, en 1897, el famoso científico de salud pública, el Profesor Max von Petenkofer, y su compañero von Bunge buscaron crear un consenso de moderación en Alemania, y les pidieron a sus compañeros médicos que se unieran a ellos en la promoción de la abstinencia del alcohol. Únicamente nueve médicos en Alemania estuvieron de acuerdo y firmaron la declaración de abstinencia cuando Petenkofer y von Bunge la hicieron circular.[3]

Durante la década pasada, la creciente preocupación por las consecuencias nocivas del consumo de alcohol propició el resurgimiento de ideas sobre la regulación internacional de bebidas alcohólicas. Esto incluye la posibilidad de agregar al alcohol al «calendario de control de drogas» de los tratados sobre drogas psicotrópicas utilizados en la actualidad en esfuerzos colectivos para reprimir los mercados ilegales de otras sustancias psicoactivas como la cocaína y la heroína.[4] Incitados por el reciente trabajo de la Comisión de Determinantes Sociales de la Salud, patrocinada por la OMS, Room, Schmidt, Rehm y Makela[5] han difundido la necesidad de una convención internacional de debates para el alcohol (similar a la que existe para el tabaco), con el siguiente argumento:

> La creciente afluencia en las zonas de rápido desarrollo en el mundo – Asia Oriental, la zona del Pacífico y Sur Asiático – ha llevado a un incremento en el consumo de alcohol, junto a un mayor costo debido a los daños causados por el alcohol. Dichos incrementos preceden las tendencias futuras de consumo y daños para otros países en desarrollo – como los de África, Centroamérica y Sudamérica (...)

Argumentos como esos hacen oportuna una mirada detallada sobre los datos epidemiológicos mundiales de una selección de las consecuencias nocivas del alcohol, con vistas a las evidencias epidemiológicas en tópicos como la carga global de las enfermedades atribuidas al consumo de bebidas alcohólicas, así como evidencias recientemente publicadas sobre sus complicaciones asociadas, tales como los Síndromes de Dependencia al Alcohol. La revisión de evidencias y estimaciones en este capítulo está basada, fundamentalmente, en la síntesis y adaptación de material ya publicado de los archivos de la OMS (incluyendo la página web de WHO

Statistical Information System – WHOSIS),[1] así como de otras fuentes primarias: (1) publicaciones del reciente Consorcio Mundial de Investigaciones sobre Salud Mental (*World Mental Health Surveys Consortium* – WMHS), en la cual el autor participa como investigador principal y colaborador, y (2) estimaciones, previsiones y bases de datos de la Carga Global de Enfermedad (*Global Burden of Disease* – GBD), creados por Mathers y Loncar,[6] de la *Public Library of Sciences* (PLoS), de libre acceso. En la mayor parte, la preparación del capítulo ha considerado la adaptación de estimaciones y evidencias de tablas y figuras publicadas por WMHS, así como cálculos basados en el WHOSIS y otras bases de datos como apéndices que Mathers y Loncar crearon y publicaron en la época de sus artículos del PLoS. Los cálculos basados en los datos de Mathers y Loncar (referidos, de ahora en adelante, como «M-L») han involucrado el cálculo de razones según las estimaciones de las bases de datos del PLoS para el año de 2002 y proyecciones de los bancos de datos del PLoS para el año de 2030, así como la preparación de estimaciones de resúmenes meta-analíticos y disposiciones gráficas. Los detalles metodológicos sobre el WMHS y los enfoques M-L se pueden encontrar en publicaciones previas.[6,7]

La visión general que se presenta en este capítulo sobre evidencias epidemiológicas seleccionadas tiene como objeto complementar lo que se desarrolla en los demás apartados de este libro. Los capítulos analizan las complicaciones médicas y los beneficios potenciales del consumo moderado de alcohol a largo plazo, por ejemplo, beneficios para la salud cardiovascular (como se describe en el capítulo 2), la dependencia de alcohol (capítulo 3), los problemas relacionados al consumo en estudiantes (capítulo 4), el beber en patrón *binge* o beber episódico intenso (capítulo 5), el alcohol relacionado a la infección por el virus de la inmunodeficiencia humana y el Síndrome de la Inmunodeficiencia Adquirida – VIH/SIDA (capítulo 6), la violencia relacionada al alcohol (capítulo 7), accidentes de tránsito y otras fatalidades asociadas al alcohol (capítulo 8) y el trastorno del espectro del alcoholismo fetal y otras complicaciones relacionadas al consumo de alcohol durante el embarazo (capítulo 9). En este capítulo, el foco principal son las proyecciones y estimaciones publicadas de años de vida ajustados a la discapacidad (DALYs, del inglés *disability-adjusted life years*) atribuibles a los Trastornos Debidos al Consumo de Alcohol (AUD, del inglés *Alcohol Use Disorders*) y los aspectos seleccionados de la epidemiología en relación a los problemas por el alcohol, como lo han señalado las evidencias provenientes de investigaciones de campo del Consorcio Mundial de Investigaciones sobre Salud Mental de la OMS y diversas otras fuentes.

Debe señalarse previamente que en este capítulo, como parte de un esfuerzo deliberado de separar las labores del epidemiólogo de presentar y revisar evidencias, de la labor de información pública, el autor se exime de la obligación de realizar recomendaciones políticas y legales. El autor de este capítulo todavía no ha llegado a una conclusión sobre si la regulación internacional del alcohol es necesaria, tal como defienden Room et al.,[5] nombrados con anterioridad. Sin embargo, en ese contexto, se recomienda un enfoque cauteloso, debido al conocimiento de la existencia de una serie de factores externos incluidos en el desarrollo de las políticas sobre drogas de una nación, según los tratados internacionales. Recientemente, esos factores externos se vieron confrontados cuando estados u otras jurisdicciones de los EE.UU. intentaron adaptar políticas de control del *cannabis* a sus valores, necesidades y costumbres, hallando restricciones impuestas por las obligaciones de los EE.UU. hacia el calendario establecido por los tratados internacionales relacionados al *cannabis* (de los cuales el gobierno federal de ese país fue visto como el más fuerte e incisivo defensor).

Además, el autor de este capítulo ha elegido no hacer un juicio sobre la conclusión de las causas de incidencia presentadas por Room et al.[5] en su afirmación de que el incremento en la riqueza de una zona ha causado un aumento en el consumo de alcohol y, en la experiencia colectiva de aquella zona, el incremento de daños causados por el alcohol. Quizá esa inferencia causal se anticipe a las evidencias definitivas y pueda ser confrontada por los hechos: así, cualquier correlación entre riqueza y consumo de alcohol, en ámbito nacional, podría resultar en un artefacto de la investigación. Ese tipo de correlación ecológica se podría generar si una población, con poder creciente de compra, se concentrara de manera visible en el consumo de bebidas alcohólicas comercialmente tributables, en sustitución de bebidas producidas localmente, como la chicha en Centroamérica, o el vino de palmera en India y África – productos alcohólicos que se cambian o venden sin tributación, en mercados grises y negros, o distribuidos como regalos sin una remuneración documentada. Es decir, hay más evidencias que apoyan la idea de que la riqueza de una nación determina su consumo de productos alcohólicos comerciales que para apoyar el incremento en el consumo de todas las formas de alcohol ante una mayor riqueza.

Sin embargo, la hipótesis de que la riqueza de una zona o Estado-Nación es el motor del consumo de alcohol y de las tasas de incidencia de trastornos relacionados a éste debe seguir en la pauta para futuras investigaciones. El alcance de este capítulo es un poco más estrecho y se ocupa de variaciones regionales, nacionales y temporales en la ocurrencia de las consecuencias atribuibles al alcohol (asociadas a los trastornos debidos al consumo de alcohol), sin que se intente explicar a qué se debe esa variación. Para los lectores familiarizados con las cinco rúbricas principales de la epidemiología, este capítulo se focaliza en la primera rúbrica (Cantidad) y en la segunda (Localidad), y no se centra en las complejidades encontradas en las otras tres rúbricas de la epidemiología (Causa, Mecanismo, Prevención y Control).[8] Como se puede ver en el relato de las proyecciones epidemiológicas de la futura *Global Burden of Disease* (GBD), las variaciones observadas, asociadas a los trastornos debidos al consumo de alcohol, se pueden relacionar, en gran medida, a los cambios previstos en la estructura demográfica de regiones y naciones (descritas a continuación) – sobre todo el envejecimiento demográfico de las poblaciones, dado que un mayor número de habitantes sobreviven tras la adolescencia y adentran la primera etapa de la adultez donde, en general, se encuentran las mayores estimaciones de prevalencia de los trastornos debidos al consumo de alcohol (en comparación con las estimaciones de prevalencia concretas de la vida preadulta y en ancianos). Como se discutirá más adelante, algunos países y regiones pueden esperar niveles reducidos de algunos daños relacionados al alcohol en el lapso comprendido entre la actualidad y el año 2030, basados en el tipo opuesto de cambio demográfico – en concreto, reducciones notables en el número de adultos económicamente activos.

Algunas de las evidencias del WMHS sobre la edad de inicio del consumo de alcohol se pueden usar para ilustrar cómo eso ocurre y cómo el incremento en la supervivencia más allá de la infancia puede impactar en la ocurrencia de daños relacionados al alcohol. En este sentido, los patrones de daños relacionados al consumo de alcohol tienden a seguir la prevalencia de consumo y el consumo *per cápita*. Por ejemplo, en la Figura 2 se presenta un resumen de la distribución de edad de inicio del consumo para cada país, basado en una investigación de muestras representativas de la comunidad en diecisiete localidades que participaron en la fase llevada a cabo desde 2000 a 2005 de la iniciativa del WMHS. En cada país, los participantes seleccionaron un lenguaje apropiado para el objeto del estudio y preguntaron usando el mismo ítem estandarizado acerca de la edad del inicio del consumo de bebida alcohólica. Las estimaciones resultantes fueron derivadas tras el ajuste de peso y post-estratificación diseñados para que se adecuaran a los diseños de muestra de cada uno de los estudios. Los análisis para esa figura involucraron una restricción de casos a los bebedores durante la vida, en cada muestra, y una evaluación de la edad en que cada bebedor ha iniciado el consumo. En la Figura 2 se utiliza cada curva graficada en la página web del WMHS[9] y se simplifican los patrones de datos para enfatizar la curva más a la izquierda (localidades con menor edad de la primera experiencia con alcohol entre los bebedores) y la curva más a la derecha (localidades con mayores edades de inicio del consumo entre los bebedores).

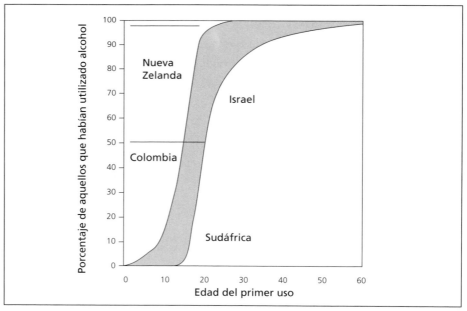

Figura 2   Resumen de la distribución de edad de inicio del consumo entre los bebedores.
Fuente: Degenhardt et al.[9]

Según lo ilustrado, en algunos países como Colombia y Nueva Zelanda, una gran fracción de los bebedores investigados había iniciado el consumo antes de los 15 años. Sin embargo, en África y Medio Oriente (por ejemplo, Sudáfrica e Israel), se han observado relativamente pocos consumidores antes de los 16 años y, para la mayoría de los bebedores, la edad de inicio del consumo ha sido la adolescencia tardía o el comienzo de la adultez. En lo alto de la figura, se puede notar que, en países como Nueva Zelanda, es inusual para un bebedor haber iniciado su consumo tras los 25 años. En contraste, en algunos países como Israel, hasta un 20% de los consumidores empieza después de esa edad.

A través de las Figuras 3 y 4 se puede obtener una visión más refinada de los datos de inicio del consumo, con un enfoque en el subgrupo de los 20 a 22 años muestreados para las investigaciones del WMHS en el principio del siglo XXI. Sobre la base de una estimación general resumida, obtenida por medio de un meta-análisis realizado para este capítulo, poco menos de un 40% de los jóvenes adultos habían iniciado su consumo antes de los 15 años (Intervalo de Confianza 95%, IC = 37%, 39%; Figura 3) pero hubo una variación considerable. Como se muestra en la Figura 3, como complemento del resumen de la Figura 2, una proporción bastante pequeña de jóvenes adultos había empezado a beber hasta los 15 años en Israel y Sudáfrica. En comparación, en Alemania, Nueva Zelanda, Francia, Bélgica y Colombia, más de un 50% había iniciado el consumo en esa edad. Como se muestra en la Figura 4, una gran proporción de jóvenes adultos había iniciado el consumo entre 15 y 21 años tanto en Ucrania como en Japón y, para la mayoría de los países, se estima que un 60% había iniciado el consumo hasta los 21 años. Se han observado excepciones en Sudáfrica, Líbano y Nigeria.[9]

Dado que las consecuencias nocivas del consumo de alcohol se observan tras el inicio de su uso, la curva más a la izquierda en la Figura 2 sirve como un límite para la ocurrencia de las consecuencias nocivas del consumo de alcohol en cada edad, para el consumidor y para los de su entorno (por ejemplo, el feto en la gestación, otros conductores en una vía con un conductor embriagado). En su mayoría, los niños que mueren antes de la adolescencia no se incluyen en el intervalo de riesgo para el inicio del consumo y, por lo tanto, no podrían contribuir al índice de las consecuencias nocivas causadas por su propio consumo – a pesar de que ellos mismos pueden presentar la condición del trastorno del espectro del alcoholismo fetal si sus madres hubiesen consumido alcohol durante el embarazo. En la extrema derecha de la Figura 2, se puede ver que la mayoría de los casos de inicio de consumo ocurren bastante antes de los 64 años, o sea, que ocurren antes del final de la edad económicamente activa típica. Dado que el inicio del consumo (y el principio de las consecuencias nocivas asociadas) ocurre en el intervalo comprendido entre 15 y 64 años, el tamaño de la población de un país en esa franja etaria (el denominador de la «razón de dependencia») ayuda a determinar la frecuencia y la ocurrencia de las consecuencias nocivas del acto de beber en aquel país.

Como se esclarecerá más adelante en este capítulo, para países con predicción de reducción de la mortalidad infantil entre 2002 y 2030 (por ejemplo, debido a la erradicación de las enfermedades diarreicas de la infancia), las proyecciones demográficas disponibles en la actualidad indican un incremento en el número

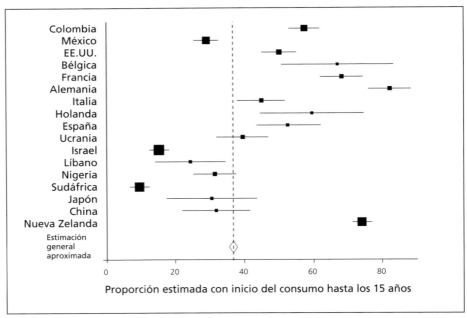

Figura 3   Estimaciones para la incidencia acumulada de beber a los 15 años, para personas de 20 a 22 años.

Fuente: Degenhardt et al.[9]

de personas que llegan al intervalo de 15 a 64 años, que resulta el intervalo de mayor riesgo para el inicio del consumo de alcohol y sus problemas relacionados. De acuerdo a esto, en esos países, los incrementos significativos en el número de adultos en edad económicamente activa se acompañarán de incrementos notables en el número de casos de fatalidades relacionadas al alcohol, en el caso de que todo lo demás se mantenga constante. De la misma forma, reducciones significativas del número de adultos en edad económicamente activa se acompañarán de reducciones notables del número de esas fatalidades, en el caso de que todo lo demás se mantenga constante. Los patrones específicos por edad, del tipo que se muestra en las Figuras 2 a 4, indican que los patrones epidemiológicos mundiales relacionados con las consecuencias nocivas del consumo de alcohol dependen de patrones demográficos y cambios de la categoría descritos con anterioridad, y no únicamente de patrones de variación en el consumo *per cápita* de alcohol como se muestra en

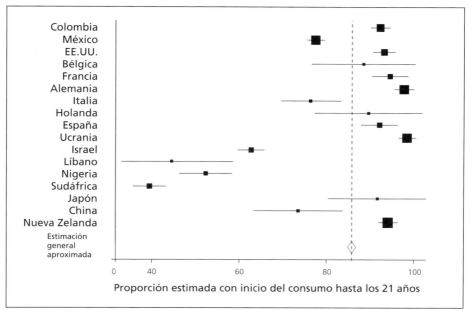

Figura 4   Estimaciones para la incidencia acumulada de beber a los 21 años, para personas de 20 a 22 años.

Fuente: Degenhardt et al.[9]

la Figura 1. De hecho, esos análisis epidemiológicos típicos de consumo de alcohol *per cápita* implican un control estadístico para el tamaño de la población del país por encima de los 15 años (como es el caso para la Figura 1), de manera que una importante variable demográfica se mantiene constante.

Las descripciones globales y nacionales del estado actual y las tendencias proyectadas para el consumo de alcohol y daños relacionados muchas veces ignoran un fenómeno similar a una «contaminación», sobre lo que hay importantes descubrimientos. En concreto, hay un número creciente de evidencias definitivas que señalan que la probabilidad de un individuo de realizar un consumo intenso episódico persistente depende, hasta cierto punto, de una persistencia del consumo intenso episódico entre sus pares. Algunas de las evidencias más definitivas en ese tema resultan de un ensayo aleatorio en el que compañeros de habitación del mismo sexo en una universidad fueron agrupados en forma aleatoria, en un proceso de distribución de dormitorios que llevó a pares aleatorios de compañeros con consumo intenso episódico, así como pares formados por un estudiante que bebía intenso con un abstemio o bebedor leve, y pares aleatorios de dos abstemios o bebedores leves. En ese ensayo, no hubo evidencia de que el estudiante que hacía uso intenso pudiera llevar a un abstemio o bebedor leve a convertirse en un bebedor intenso. Sin embargo, en comparación, la combinación de un par de estudiantes masculinos bebedores intensos acoplados de manera aleatoria se acompañó de una exacerbación de los resultados adversos. Esto incluyó otros resultados negativos como la persistencia del estado original del beber intenso que precedía la aleatorización, y en peores calificaciones iniciales en la universidad y eventual falta de éxito en años posteriores.[10] Si el mecanismo detrás de los patrones observados de las relaciones debe ser, en realidad, descrito como una «contaminación», es aún una cuestión abierta.[11] Sin embargo, parece haber algún tipo de efecto multiplicador, no lineal, similar a una «contaminación» cuando existe afiliación diferencial de los bebedores intensos en contextos sociales como el ambiente en los dormitorios universitarios. El impacto de ese tipo de efecto multiplicador no lineal en la dinámica poblacional del beber intenso y sus daños asociados todavía no fue considerado en las proyecciones de las tendencias globales descritas en este capítulo. Ese efecto multiplicador o contaminador sigue en la pauta para futuros trabajos de predicción y proyección de tendencias.

Por fin, antes de finalizar esta introducción, se debe mencionar que este capítulo no cubre todas las formas de consecuencias nocivas atribuidas al consumo de alcohol. Por ejemplo, no se mencionan las consabidas asociaciones del consumo de alcohol con el trastorno del espectro del alcoholismo fetal y otros resultados en el embarazo. Las condiciones neurológicas como los Síndromes de Wernicke y Korsakoff no han sido estudiadas, así como otras patologías y trastornos conductuales que han ganado la atención de epidemiólogos contemporáneos en psiquiatría, como el juego patológico.[12] Afortunadamente, existen otras fuentes de evidencias sobre esas consecuencias nocivas relacionadas al alcohol, entre las que se incluyen revisiones recientes que son más abarcadoras que el presente capítulo.[13,14]

UNA ORIENTACIÓN PARA LOS TRASTORNOS DEBIDOS AL CONSUMO DE ALCOHOL

La sección introductoria de este libro ha cubierto una lista de consecuencias nocivas del consumo de alcohol, capítulo a capítulo, sobre un escenario histórico de su uso y potenciales beneficios médicos a largo plazo del consumo moderado. Para algunos lectores, puede ser útil recordar que algunas consecuencias nocivas se pueden relacionar a una única ocasión de intoxicación (por ejemplo, una intoxicación aguda y posiblemente letal, como parte de una broma de iniciación en la universidad), y en otras ocasiones estará asociada a una conducta socialmente inadaptada, como conducir bajo influencia del alcohol (por ejemplo, al causar una fatalidad en el tránsito o lesiones no letales). Otras consecuencias nocivas necesitan de acontecimientos a largo plazo (por ejemplo, cirrosis hepática alcohólica o un síndrome de dependencia alcohólica).

En general, los datos epidemiológicos mundiales sobre las consecuencias nocivas del consumo de alcohol se han centrado en lo que ocurre después de las conductas de consumo a largo plazo, con algunas excepciones (por ejemplo, los accidentes de tránsito causados por embriaguez del conductor). En concreto, se ha puesto un foco en los Trastornos Debidos al Consumo de Alcohol (AUD) como fue originalmente determinado por la *American Psychiatric Association* (APA) en relación a las dos categorías diagnósticas que se superponen, la de «abuso de alcohol» y «dependencia de alcohol». Esas categorías se convirtieron, luego, en dos categorías no solapadas llamadas «dependencia de alcohol» y «consumo de alcohol no dependiente», con un desarrollo análogo para la Clasificación Internacional de Enfermedades (CIE) de la OMS en la forma de «dependencia de alcohol» y «uso nocivo de alcohol». Los expertos de la OMS han evitado deliberadamente las connotaciones peyorativas, moralistas y llenas de estigma del término «abuso» que sus compañeros americanos de la APA han preferido mantener. Como se ha discutido en otras publicaciones, el concepto americano de «abuso de alcohol» incluye, en realidad, patrones del uso inapropiado de alcohol con manifestaciones como incapacidad para cumplir las obligaciones sociales y expectativas de familiares, amigos, profesores, empleadores (u otros «juzgadores naturales» en sus ámbitos sociales), o infracciones recurrentes por embriaguez al volante y otros patrones de consumo asociados a riesgos.[15] Sin embargo, ocasionalmente, la construcción «uso nocivo de alcohol» se ha convertido en operativa en términos cuantitativos, como en una definición concreta para cada género, en construcción por Rehm et al., que tenían conciencia de que la curva dosis-respuesta del etanol puede presentar una desviación hacia la izquierda para mujeres, en comparación con los hombres. En concreto, el uso nocivo de alcohol se puede mensurar como un consumo regular promedio de 40 g diarios de etanol para mujeres y 60 g diarios de etanol para hombres bebedores.[16] Comparativamente, hay una forma potencialmente más tóxica de «consumo nocivo de alcohol» que ahora se denomina «beber episódico intenso» (BEI – que sustituye el término a menudo mal comprendido *binge drinking*). Esa denominación se define, operativamente, como una única ocasión de consumo que incluye el uso de al menos 60 g de etanol. Implícitamente, un único episodio de beber intenso puede causar daños (por ejemplo, hospitalización por intoxicación alcohólica), pero el bebedor no se calificaría para el diagnóstico de «uso nocivo de alcohol» como ha sido definido por Rehm et al.,[16] que indica el «consumo regular» como un criterio necesario.

En el planteo americano, de modo especial, los AUD se pueden incluir en una denominación más general de Trastornos Debidos al Uso de Drogas (DUD, del inglés *Drug Use Disorders*), en ocasiones denominados Trastornos Debidos al Uso de Sustancias (SUD, del inglés *Substance Use Disorders*), ya que un público no académico puede no darse cuenta de que el alcohol, en realidad, es una droga psicoactiva.

Bajo esa denominación, en complemento de la definición de «dependencia alcohólica», existen denominaciones para «drogodependencias de una u otra clase», como «dependencia del tipo cocaína» (o «dependencia de cocaína»), o aún más común que la dependencia de cocaína, pero menos común que la dependencia de alcohol, el «síndrome de drogodependencia del tipo *cannabis*» (o «dependencia de *cannabis*»), y así en adelante, referidos a otros compuestos internacionalmente controlados, así como sustancias volátiles no controladas o drogas «inhalantes». Complementando la construcción diagnóstica de «abuso de alcohol» o «uso nocivo de alcohol», se presentan dentro del escenario de las DUD o SUD las categorías correspondientes a «abuso de *cannabis*» o «uso nocivo de *cannabis*», o «abuso de cocaína» o «uso nocivo de cocaína», y así en adelante, todas con la faceta de la inadaptación social o uso con riesgos, como se describió con anterioridad para el alcohol.[17]

La ilustración de este capítulo sobre el impacto de beber a largo plazo, en relación a sus consecuencias nocivas, presenta un fuerte consenso. Así, los AUD serían una fuente de DALYs, esto es una medida de «lagunas de salud» desarrollada por Murray y Lopez[18] cuando buscaban integrar datos epidemiológicos sobre los años de vida potencialmente perdidos debido a la mortalidad prematura y los datos de los años de vida dificultados por la incapacidad. Sin embargo, dentro del escenario del análisis de DALYs atribuibles a los Trastornos Debidos al Consumo de Alcohol (AUD DALYs), no hay consideración acerca del grado en que la dependencia de alcohol puede resultar el factor determinante que responda en forma directa por el consumo constante y a largo plazo, con caminos indirectos que conducen a la cirrosis hepática alcohólica y DALYs por cirrosis hepática alcohólica. De hecho, los DALYs de cirrosis hepática alcohólica en la actualidad se cuentan por separado de los AUD DALYs. De igual manera, la dependencia de alcohol determina de manera directa el número de días de intoxicación por alcohol, que indirectamente causan una parte de las colisiones de vehículos y de la mortalidad prematura de ahí resultante, así como días residuales de discapacidades para los supervivientes. Pero aquí también el escenario de los DALYs suma los DALYs atribuibles a las colisiones de vehículos automotores por separado de aquellos de los AUD DALYs.

Evidentemente, el planteamiento original de los DALYs ha producido una subestimación de los DALYs verdaderamente atribuibles a los AUD, como se ha reconocido hace algún tiempo para el tabaco y la dependencia de este. Es decir, los DALYs indirectamente atribuibles al uso y dependencia de tabaco fueron repartidos en categorías de DALYs para neoplasias malignas, enfermedades respiratorias y cardiovasculares. El reconocimiento de dicho artefacto ha animado al desarrollo de un concepto más abarcador de mortalidad prematura y DALYs atribuibles al tabaco, seguido de esfuerzos para sumar todas las muertes y DALYs potencialmente causados por el tabaco que originalmente puede ser que hayan sido clasificados en otras categorías. Para ilustrar, Mathers y Loncar[6] han proyectado que en el año 2015 habrán 6,4 millones de muertes causadas por el tabaco, sobre todo en forma de cáncer, como la forma más proximal, aunque también con contribuciones de otras categorías con anterioridad separadas, como muertes por enfermedades respiratorias y cardiovasculares.

En una aplicación de ese mismo tipo de escenario para el análisis comparado de riesgos, la carga global total de salud debida al alcohol consideraría las muertes prematuras por cirrosis hepática alcohólica, enfermedad isquémica del corazón, accidentes cerebrovasculares (isquémicos o hemorrágicos), así como los años de vida ajustados a la discapacidad provocada por las secuelas de un accidente cerebrovascular no fatal atribuido al alcohol. La carga global total de salud debida al alcohol incluiría también al conductor que, bajo efecto del alcohol, causa una muerte en una colisión, posiblemente con discapacidades residuales para los supervivientes, así como un número mayor de muertes, por embriaguez al volante, causadas por conductores que padezcan un trastorno relacionado al consumo de alcohol. La suma de las muertes prematuras totales y años de vida ajustados a las discapacidades atribuibles al alcohol constituyen un proceso continuo, aún inacabado. Aquellos lectores interesados encontrarán un informe actualizado en Internet, utilizando los términos de busca *Global Burden* y *Alcohol*, que brindan informaciones sobre la determinación de riesgo de la morbimortalidad relacionada al alcohol, que será publicado en los próximos años. Una de las primeras páginas web para presentaciones de ese tipo de trabajo sobre el consumo de alcohol se ubica en http://www.med.unsw.edu.au/gbdweb.nsf.[19]

Sin embargo, a fin de presentar las estimaciones de DALYs actualmente disponibles hay que centrar la atención en la categoría diagnóstica de los Trastornos

Debidos al Consumo de Alcohol, generalmente debidos al acto de beber a largo plazo. Con ese enfoque, se puede obtener una visión global de esa forma de consecuencia nociva del consumo de alcohol. En la próxima sección de este capítulo se presentan algunas estimaciones recientemente publicadas de frecuencia y ocurrencia de AUD, agrupados con otras formas de «abuso de drogas» y «drogodependencia» bajo el título de «Trastornos Debidos al Uso de Drogas», conscientes de que, en forma virtual, en todas las poblaciones estudiadas, los AUD responden por la gran mayoría de DUDs observados, y que una mayoría considerable de los casos activos de DUD no alcohólico presenta un historial de AUD o posteriormente desarrolla AUD. De hecho, como existe una consabida subestimación de los AUD (y DUD) en estudios de comunidades (por ejemplo, debido a estados de negación o tendencias a no relatar o no considerar problemas con el alcohol y otras drogas), los valores estimados para el grupo agregado de DUD puede compensar esa subestimación, de forma que la frecuencia y ocurrencia estimadas de DUD se acercan aún más de la frecuencia y ocurrencia verdaderas de AUD en concreto en las estimaciones de estudios poblacionales.

FRECUENCIA ESTIMADA DE AUD Y DUD

Las primeras estimaciones presentadas en esta sección se refieren a la epidemiología del AUD y DUD. Con la intención de preparar el escenario para la presentación de esas estimaciones, en la Figura 5 se describen predicciones más simples oriundas del WMHS y que representan variaciones internacionales en el acto de beber entre adultos. Antes de presentar esas estimaciones hay que resaltar que incluso los mejores estudios epidemiológicos sobre el consumo de alcohol pueden producir datos sesgados del acto de beber y de los problemas oriundos del consumo de alcohol, en especial cuando el diseño del estudio involucra muestras transversales de experiencias humanas. Para entender ese posible sesgo debido al muestreo transversal, hay que conceptualizar el riesgo durante la vida del acto de beber como un valor creciente gradual que empieza con la cifra cero desde el momento en que el individuo nace. Como se pudo observar con anterioridad en la Figura 2, cualquier riesgo individual del inicio del consumo de alcohol por voluntad propia se mantiene en un valor bastante bajo durante los estadios iniciales de vida. Globalmente, durante y después de la infancia, esos valores de riesgo durante la vida para el individuo empiezan a acumularse y también a crecer en tamaño, o a estabilizarse, en forma concomitante con el envejecimiento, hasta el momento de la muerte del individuo. Como denota la Figura 2, pueden ocurrir variaciones entre los países, con una dislocación hacia la izquierda a lo largo del eje "x" (edad) para países como Colombia, donde el consumo tiene inicio precoz durante la vida, y una dislocación hacia la derecha para países como Sudáfrica, donde la primera experiencia de beber tiende a ocurrir en la adolescencia tardía y en el comienzo de la adultez.

En la epidemiología, para el resumen de esas estimaciones de ensayo de la población, usualmente se intenta estimar la proporción de la incidencia acumulada por edad (durante toda la vida) para la totalidad de la población. Algunos denominan esa estadística epidemiológica como prevalencia durante la vida, aunque ese término no es adecuado, ya que esa estadística no está en conformidad con las definiciones básicas de prevalencia (o sea, que no depende de la duración de la conducta o condición bajo estudio).

Para promover la más completa y acurada estimación para la proporción de incidencia acumulada, sería necesario iniciar una cohorte para cada nacimiento en la población y acompañar todos los miembros para cada año de la cohorte de nacimiento hasta el momento en que cada uno inicia el consumo, muere, o abandona el país, siguiendo el rastreo edad por edad, conforme pasa el tiempo. En contraste, las proporciones de incidencia acumulada provenientes de estudios transversales (incluyendo las estimaciones presentes en este capítulo) no resultan del seguimiento de cohorte para cada país desde el nacimiento hasta la muerte. Al contrario, se basan en muestras transversales de la población de cada país durante un breve intervalo de tiempo, en algún período de la vida tras el nacimiento. Por ejemplo, en las investigaciones del WMHS, llevadas a cabo en los primeros años del siglo XXI, los límites bajos de edad fueron establecidos entre 15 y 18 años, lo que significa que pasaron al menos 15 años desde el nacimiento de los más jóvenes integrantes de esas muestras. Al considerar a los miembros de cada cohorte de nacimiento como si se pudieran muestrear transversalmente en el año 2000, ese tipo de muestra transversal no incluiría miembros de la cohorte que se murieron antes del muestreo (por ejemplo, de manera probable como resultado de una intoxicación alcohólica). Debido a que la fuerza de la mortalidad relacionada al consumo de alcohol resulta bastante baja antes de los 15 años de edad, debe haber poco sesgo en las estimaciones transversales para los más jóvenes de la cohorte. Pero este no es el caso para las primeras cohortes de nacimiento. Al observar las etapas de edad más avanzadas, se puede imaginar el impacto de las tasas de mortalidad relacionadas al envejecimiento, ya que cada vez más miembros de la cohorte se mueren cada año que pasa desde el nacimiento (por ejemplo, madre que se muere durante el parto; abuelo que se muere por accidente cerebrovascular). Dado el impacto con que el alcohol causa la muerte prematura, la muestra transversal de cada cohorte de nacimiento anterior considerada en el año 2000 necesariamente representa la experiencia de los sobrevivientes; los no sobrevivientes cuyas muertes fueron debidas al consumo de alcohol no están incluidos en esas estimaciones derivadas de estudios transversales.

De ese modo, las estimaciones para características de la muestra transversal se destinan sólo a supervivientes y pueden subestimar las reales conductas y las condiciones de salud relacionadas al consumo de alcohol de cada cohorte de nacimiento muestreada transversalmente. Esa es la razón por la cual nuestro grupo de investigación generalmente no intenta estimar el *riesgo durante la vida* sobre la base de datos de investigaciones transversales cuando la condición bajo estudio puede generar mortalidad prematura. Hay excepciones en los trabajos publicados por nuestro grupo de investigación, pero las limitaciones metodológicas están claramente explicitadas en artículos sobre ese tema.[20] Por otra parte, la elección generalmente ha sido presentar estimaciones en la forma de proporciones de incidencia acumulada entre los supervivientes – *Cumulative Incidence Proportions Among Survivors* (CIPAS), un término que ayuda a la comprensión de la posibilidad de que algunos miembros de la población de la cohorte de nacimiento se hayan muerto en forma prematura.

En la Figura 5 se presenta un meta-análisis basado en estimaciones CIPAS para el consumo de alcohol en los estadios iniciales de la iniciativa WMHS. Como se puede observar, la mayor estimación CIPAS fue encontrada para una encuesta de comunidad realizada con adultos de Ucrania, donde todos, excepto cerca de un 2% de la población bajo estudio, habían consumido alcohol al menos en una ocasión hasta la fecha de la realización de la investigación. La menor estimación fue encontrada en una encuesta de comunidad en Líbano, donde sólo un 40% de población residente adulta había consumido una dosis en al menos una ocasión – probablemente, debido a las tradiciones islámicas adoptadas por gran parte de la población de dicho país.[9]

La estimación meta-analítica CIPAS del 80% (originada en especial para este capítulo) brinda una estimación general para la experimentación global, basada en esa selección no aleatoria de los locales del WMHS. En concreto, basada en las experimentaciones de las poblaciones estudiadas en el principio del siglo XXI, se estima que un 80% de adultos habían consumido bebidas alcohólicas en al menos una ocasión. Hay que recordar que esa no es una valoración del riesgo durante la vida, sino una estimación para la proporción de incidencia acumulada entre los supervivientes, como se ha explicado con anterioridad.

En contraste, en la Figura 6 se presentan estimaciones meta-analíticas para la prevalencia de trastornos debidos al uso de drogas recientes y «clínicamente significativas», en conformidad con el *Diagnostic and Statistical Manual of Mental Disorders – Fourth Edition* (DSM-IV). Dichas estimaciones se basaron en encuestas de comunidad sobre muestras de la población adulta llevadas a cabo como parte de la iniciativa WMHS, con una restricción para los diez lugares que poseían un número suficiente de casos para incluirlos en el meta-análisis.

Aquí, el concepto de significación clínica se ha realizado operativamente por medio de la exigencia de una evidencia de un patrón conductual perjudicial relacionado al consumo de alcohol o uso nocivo antes de la identificación de los casos de dependencia DSM-IV o síndromes de abuso sin dependencia, como descrito por Degenhardt, Bohnert & Anthony.[15-17]

Asimismo, debe existir evidencia de que el DUD clínicamente significativo estuvo activo en los 12 meses anteriores a la fecha de realización de la investigación. Ambas condiciones (la actualidad y la significación clínica) son de utilidad para hacer que esas estimaciones de alguna manera sean más conservadoras que en el caso de que esas condiciones no hubieran sido exigidas.

Consumo nocivo de alcohol: datos epidemiológicos mundiales

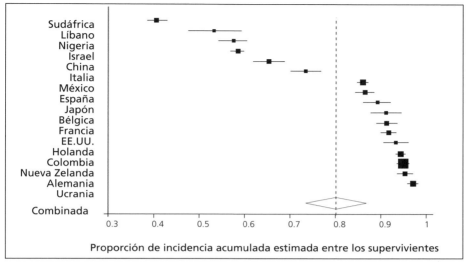

Figura 5 Ocurrencia acumulada estimada de consumo de alcohol de diecisiete estudios mundiales de salud mental (véase el texto para descripción de cada estudio y población estudiada).

Fuente: Demyttenaere et al.[7]

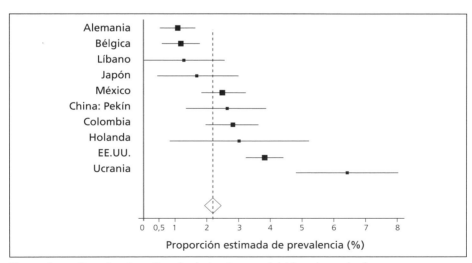

Figura 6 Prevalencia estimada de trastornos debidos al uso de drogas recientemente activos clínicamente.

Fuente: Demyttenaere et al.[7]

Vale notar que Italia y España poseen frecuencias importantes de consumo (Figura 5), aunque ninguna estimación para esos países se presenta en las Figuras 6 y 7. Esto es porque el autor cree que la evaluación del WMHS sobre el DUD puede no haber sido realizada como planeada para esos países, quizá debido a los artefactos creados por el proceso descritos en Degenhardt et al.[15,17] Para los países incluidos en la Figura 6, las estimaciones de prevalencia de DUDs recientes y clínicamente significantes, combinando hombres y mujeres, han variado de un bajo valor para Alemania (1,1%; intervalo de confianza de 95% – IC = 0,4%, 1,7%) hasta valores altos de alrededor de 6,5% en Ucrania (intervalo de confianza de 95% – IC = 4,8%, 8,1%), con otros países del WMHS que presentan valores intermedios. La estimación meta-analítica general fue del 1,8% (IC 95% = 17,5%, 19%), como ilustra la forma de diamante en la base de la Figura.

En el caso de que se desee usar dichos valores de la investigación WMHS para hacer una proyección para la estimación de la población mundial actual de cerca de 4 mil millones de personas con edad entre 15 y 59 años, se debería usar los intervalos de confianza de 95% para la estimación WMHS. Al multiplicar los límites inferiores y superiores por 4 mil millones, el producto debe ser una proyección de que aproximadamente 70 a 76 millones de individuos fueron afectados por DUDs recientes (último año) y clínicamente significantes. Como se ha mostrado, la mayor parte de esos casos se ve afectada por Trastornos Debidos al Consumo de Alcohol, posee un trastorno vigente relacionado al uso de otras drogas con un historial de uso nocivo de alcohol, o puede desarrollar un Trastorno Debidos al Consumo de Alcohol en adición al DUD.

Es posible comparar la proyección de la investigación WMHS con un valor estimado de 76 millones de personas con Trastornos Debidos al Consumo de Alcohol diagnosticables, como originado por otras fuentes de datos para la WHO, *Global Status Report on Alcohol,* 2004, con una subdivisión según el género de cerca de 63 millones de casos para los hombres y alrededor de 3 millones de casos para las mujeres.[14]

Al hacer una relación conformada por la combinación del número estimado de consumidores de bebidas alcohólicas (alguna vez durante la vida) con la prevalencia de DUDs recientes y clínicamente relevantes, es posible estimar la proporción de consumidores de alcohol que desarrollaron un DUD clínicamente significativo que ha persistido en el año previo a la fecha de la realización de la investigación. Es decir, esa estimación involucra la proporción de bebedores que se han convertido y permanecido como casos de DUDs, con problemas relacionados al consumo de alcohol u otras drogas en el año anterior.

En la Figura 7 se muestran las estimaciones específicas de cada país para ese tipo de proporción, variando los valores de abajo del 1% hasta valores altos, superiores a un 6%, observados en la investigación WMHS en Ucrania. Una estimación bruta resumida del meta-análisis sugiere que únicamente menos de un 2% de los bebedores (alguna vez durante la vida) desarrollan un DUD clínicamente significativo que esté asociado a problemas recientes relacionados al consumo de alcohol u otras drogas durante los 12 meses previos a la evaluación de la investigación. McBride et al.[21] han publicado recientemente una comparación entre las estimaciones de ese tipo para EE.UU. y Australia y presentaron una revisión de los aspectos metodológicos implicados en este tipo de comparación.

Debe recordarse que hay algo más que asuntos metodológicos en discusión. De modo que esa proporción puede ser influida por múltiples condiciones y procesos, sobre todo la tasa de incidencia de DUD (incremento en el número de casos incidentes recientes) y la duración del DUD (tiempo transcurrido desde el principio del DUD hasta la completa recuperación o remisión). Los países que cuentan con programas de intervención más efectivos tienden a poseer una menor duración del DUD, lo que se refleja en una proporción menor en ellos. Los que buscan reducir esa proporción pueden concretar ese deseo por medio del incremento del acceso y de la efectividad de las intervenciones iniciales para DUD.

En la Tabla 1 se muestran las estimaciones del WMHS para la proporción de individuos de cada población estudiada que ha desarrollado un Trastorno Debido al Uso de Drogas en el momento de la investigación, así como el riesgo proyectado a lo largo de la vida sobre la base del análisis de supervivencia. Ese tipo de análisis tiene por objeto sintetizar lo que se podría observar si todos los adultos vivos en el momento de la investigación hubieran sido seguidos desde el nacimiento hasta el momento de la aplicación del cuestionario. Ese riesgo a lo largo de la vida, que se obtiene sobre la base de esa muestra transversal, no compensa totalmente las

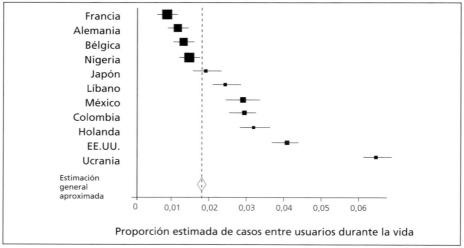

Figura 7   Proporción estimada de trastornos debidos al uso de drogas clínicamente significantes entre consumidores de alcohol durante la vida.
Fuente: Demyttenaere et al.[7] y Degenhardt et al.[9]

pérdidas derivadas de muertes por DUD. De cierta manera, esos valores pueden subestimar el riesgo actual de DUD y, para compensar esa medida, sería necesario saber lo que permanece desconocido, o sea, el número correspondiente a cada cohorte por nacimiento de las muertes por DUD que ocurrieron en el intervalo entre el nacimiento hasta el momento en que los cuestionarios se han aplicado.

La comparación de las estimaciones de CIPAS en la Tabla 1 con nuestros datos de riesgo a lo largo de la vida señala que las CIPAS (y prevalencias a lo largo de la vida en general) tiende a subestimar el riesgo a lo largo de la vida, incluso en estudios transversales. Uno de los principales aportes para la subestimación de los riesgos a lo largo de la vida de las CIPAS implica el concepto de análisis de supervivencia conocido como *right censoring* o censura a la derecha, en que algunos de los «no casos» se van a convertir en casos de DUD tras la fecha de evaluación. Es decir, los miembros más jóvenes de las muestras de cohorte todavía no han pasado por el período de mayor riesgo para el desarrollo de un DUD. Se corrigen las proyecciones de riesgo «a lo largo de la vida» para este pasaje incompleto por medio

Consumo nocivo de alcohol: datos epidemiológicos mundiales

TABLA 1 **PROPORCIONES DE INCIDENCIA ACUMULADA ENTRE LOS SUPERVIVIENTES PARA TRASTORNOS DEBIDOS AL USO DE DROGAS ESTIMADOS POR PAÍS Y RIESGO PROYECTADO DURANTE LA VIDA. DATOS DEL WMHS (VÉASE EL TEXTO PARA DETALLES METODOLÓGICOS)**

País	Estimación CIPAS			Riesgo proyectado durante la vida	
	%	#*	EP	%	EP
Sudáfrica	13,3	505	0,9	17,5	1,2
Alemania	6,5	228	0,6	8,7	0,9
Bélgica	8,3	195	0,9	10,5	1,1
China	4,9	128	0,7	6,1	0,8
Colombia	9,6	345	0,6	12,8	1,0
España	3,6	180	0,4	4,6	0,5
EE.UU.	14,6	1.144	0,6	17,4	0,6
Francia	7,1	202	0,5	8,8	0,6
Holanda	8.9	210	0,9	11,4	1,2
Israel	5,3	261	0,3	6,3	0,4
Italia	1,3	56	0,2	1,6	0,3
Japón	4,8	69	0,5	6,2	0,7
Líbano	2,2	27	0,8	-	-
México	7,8	378	0,5	11,9	1,0
Nigeria	3,7	119	0,4	6,4	1,0
Nueva Zelanda	12,4	1.767	0,4	14,6	0,5
Ucrania	15,0	293	1,3	18,8	1,7

CIPAS = Proporciones estimadas de incidencia acumulada entre los supervivientes
* = número de casos de DUD
Fuente: Kessler et al.[20]

del intervalo de riesgo, utilizando el préstamo de información de las experiencias de vida de los individuos que ya pasaron por ese intervalo.

Conforme se puede ver en la Tabla 1, la población de Ucrania presenta la mayor CIPAS y valores de riesgo proyectados a lo largo de la vida, al lado de EE.UU. En Líbano, se ha observado la menor CIPAS y valores de riesgo proyectados a lo largo de la vida.

Es de utilidad usar la Tabla 1 para las estimaciones de riesgo a lo largo de la vida de DUD y para establecer proporciones sobre la base de las estimaciones CIPAS referidas previamente sobre el historial de vida u ocurrencia acumulativa de beber. En la Figura 7 se presenta una proporción de ese tipo, en la cual el número de casos recientes activos de DUD se distribuye por el número de bebedores. En contrapartida, en la Figura 8 se asume el número estimado de personas proyectadas para casos de DUD (ahora o en el futuro) y se divide ese dato por el número de bebedores. El valor resultante es una estimación de la probabilidad de determinado país de llegar a padecer un Trastorno por Uso de Drogas una vez que ha empezado el uso de alcohol. Conforme se muestra en la Figura 8, el menor valor es el de Japón, un 7%, y el mayor valor es de Ucrania, un 19%, y de EE.UU., bien próximo. La estimación global, que usa información de todas las estimaciones divulgadas, es inferior a un 12% (véase forma de diamante en la Figura 8). Sobre la base de esa proyección, se estima que uno de cada ocho o nueve bebedores puede desarrollar

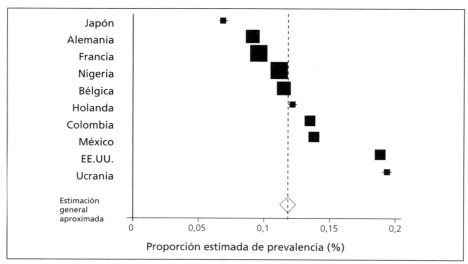

Figura 8   Probabilidad estimada de que los usuarios de alcohol durante la vida desarrollen uno o más trastornos debidos al uso de drogas clínicamente significativos.

Fuente: Datos del Consorcio Mundial de Investigaciones sobre Salud mental (*World Mental Health Surveys Consortium* – WMHS).

un trastorno clínicamente significativo por el uso de drogas, tal como se evalúa por las investigaciones del WMHS y proyecciones de las estimaciones de riesgo «a lo largo de la vida» de esas mismas investigaciones. Esa estimación no resulta muy distante de una estimación previa de EE.UU. para la probabilidad de desarrollar una AUD desde el momento en que se inicia el consumo de alcohol.[22]

AÑOS DE VIDA AJUSTADOS A LA DISCAPACIDAD ATRIBUIBLE A LOS TRASTORNOS DEBIDOS AL CONSUMO DE ALCOHOL

En esta sección del capítulo, abandonamos las estimaciones del WMHS y volvemos a las proyecciones para la población mundial que manifiestan las consecuencias potencialmente perjudiciales del alcohol (AUD), bajo la forma de años de vida ajustados a la discapacidad (DALYs). A título de recuerdo se debe notar, una vez más, que los DALYs agregan información sobre AUD como causa de mortalidad prematura (años potenciales de vida perdidos, YPLL, *years of potential life lost*), juntamente con información sobre AUD, como forma de años de vida perjudicados por incapacitación antes de la muerte (años vividos con discapacidad, YLD, *years lived with disability*). Claro está que, como referido, los DALYs atribuidos a los AUD normalmente no incluyen YPLL prematuros o YLD atribuidos a otras consecuencias relacionadas a AUD, tales como cirrosis, enfermedad cardiovascular, violencia o colisiones.

En la Figura 9 se muestran las estimaciones de la OMS para el número total de muertes en 2001, que se puede atribuir a los Trastornos Debidos al Consumo de Alcohol, sin contar las muertes provocadas por el consumo, como las causas previamente mencionadas (por ejemplo, cirrosis hepática alcohólica, enfermedad cardíaca, colisiones). Resulta un dato epidemiológico notable la diferencia en el número de óbitos para el sexo masculino debidos a los AUD, en comparación con el sexo femenino, aunque la relación hombre:mujer en las poblaciones de los países no está muy distante del 50:50 (es decir, con posible desequilibrio de 40:60, pero esa discrepancia nunca atinge la masiva prevalencia del sexo masculino presentada en las muertes relacionadas al AUD). Un interrogante a plantearse es como disminuir las muertes en el sexo masculino para niveles semejantes al del sexo femenino y, simultáneamente, reducir las muertes por AUD entre las mujeres. Otra característica notable es la distribución etaria, que tiende a seguir la distribución etaria global, pero que también refleja la tendencia de muertes en la vida senil debido a causas más agudas (por ejemplo, enfermedades isquémicas del corazón) y menos crónicas (por ejemplo, AUD).

En la Figura 10 se integra información sobre YLDs causadas por AUD con información sobre YPLL por AUD para cada zona del mundo, desde 2002 y originariamente descritas en las tablas elaboradas por Mathers y Loncar en PLoS.[6] En dicha figura se muestran las estimaciones para países de alta renta, y por separado para las zonas de media y baja renta. Los países incluidos en las estimaciones regionales y de alta renta están alistados en la página web PLoS.[23]

Se utilizará la sigla MENA para Medio Oriente y Norte de África; SSA para África Subsahariana; SA para el sur de Asia y ECA para Europa y Asia Central. La sigla LAC corresponde a Latinoamérica y Caribe; EAP a Asia Oriental y del Pacífico y HI para países de alta renta.

La estimación burda, en resumen, es una medida meta-analítica producida para este capítulo, con pesos según el tamaño de la población regional. Conforme se

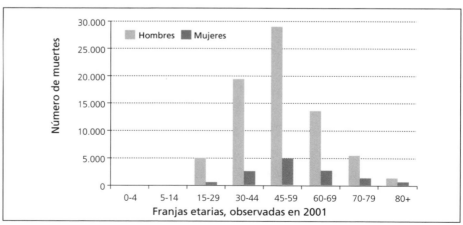

Figura 9   Estimaciones de la OMS para el número de muertes, en el mundo, en 2001, debido a los Trastornos Debidos al Consumo de Alcohol, por franja etaria y género.

Fuente: OMS.[14]

Consumo nocivo de alcohol: datos epidemiológicos mundiales

muestra en la Figura 10, la estimación aproximada por zona, calculada sobre la base de las seis categorías de zonas con medianas y bajas rentas y las de alta renta, corresponde a poco más de 3.500.000 DALYs que se atribuyen directamente a los trastornos debidos al consumo de alcohol. En lo que respecta a las regiones, el Medio Oriente y la zona de Norte de África reflejan la cultura islámica y presentan el valor más bajo. En contraste, países de mediana-baja renta de Asia Oriental y Pacífico, en coincidencia con el tamaño de la población de dichos países (N = 1.866.000.000), presentaron más de 5.500.000 AUD DALYs en 2002. Sin embargo, las próximas categorías alistadas incluyen los países de alta renta alrededor del mundo, con 5.471.000 DALYs, pero con un tamaño poblacional de sólo la mitad de la zona EAP (N = 932.000.000). La única región de países de mediana-baja renta que ha excedido el promedio fue Latinoamérica y zona del Caribe, con un valor estimado en 3.857.000 DALYs en una población de 530.000.000 de individuos.

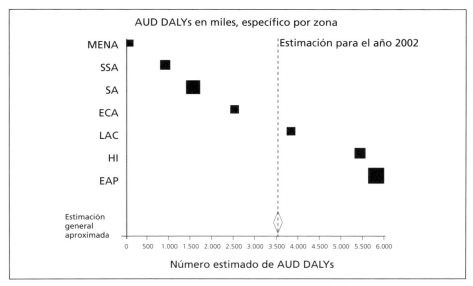

Figura 10 Estimación de Mathers y Loncar para DALYs atribuibles a los Trastornos Debidos al Consumo de Alcohol para el año 2002.
Fuente: Mathers & Loncar.[6]

La Figura 11 se basa en una comparación de la estimación de M-L para el año 2002 y la proyección de estos para el año 2030. El valor promedio regional de dichos valores señala un incremento tras 2002 de poco menos que 200.000 AUD DALYs hasta el año 2030. A menos que se realicen grandes mejorías en la prevención y control de los Trastornos Debidos al Consumo de Alcohol entre el presente momento y 2030, se puede esperar que los países de baja renta de África Subsahariana (SSA) presenten un incremento expresivo superior a 800.000 AUD DALYs entre 2002 y 2030, reflejo, principalmente, de la erradicación de las enfermedades diarreicas y otras que presentan los individuos en la infancia y de una proporción aumentada de la población de esa zona que vive hasta las edades de mayor riesgo para desarrollar un AUD (como se muestra en figuras anteriores, en el final de la adolescencia y al principio de la adultez).

Los países de renta mediana de Latinoamérica y Caribe (LAC) y aquellos del Sur Asiático también pueden presentar incrementos importantes en el número de AUD DALYs entre 2002 y 2030. Cuantificado por M-L y conforme se muestra en la Figura 11, el incremento es de cerca de 600.000 AUD DALYs para cada una de esas dos zonas. Para la zona LAC, ese incremento de 600.000 AUD DALYs se suma a los 3.857.000 AUD DALYs presentes en 2002. Para los países de renta mediana-baja de la zona de la SSA, la proyección abarca prácticamente el doble de los AUD DALYs (compárense las Figuras 10 y 11). Hay también un importante incremento para los países de renta mediana-baja de la zona del Sur Asiático.

Los países de renta mediana-baja de Europa y Asia Central deben presentar una reducción importante en los AUD DALYs, no tanto como consecuencia de mejorías en la prevención, amplitud e intervención precoz para AUD o en términos de tratamiento y rehabilitación, pero sí como consecuencia de importantes reducciones en el tamaño relativo de la población adulta económicamente activa de esos países. En verdad, esos cambios proyectados de 2002 a 2030 dependen fuertemente de cambios relacionados al tamaño de la población adulta económicamente activa de cada zona, como consecuencia del método de proyección de M-L. Si se logran mejorías significativas en la prevención y métodos de control de AUDs, en especial las relacionadas al alcance y la intervención precoz, se puede modificar ese cuadro en manera manifiesta.

Consumo nocivo de alcohol: datos epidemiológicos mundiales

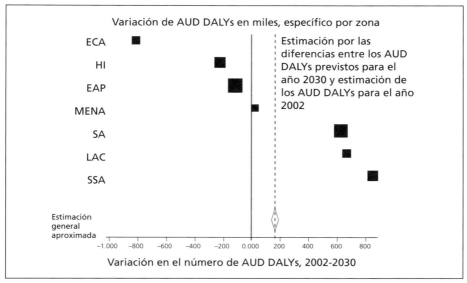

Figura 11   Variaciones de DALYs entre 2002 y 2030 atribuibles a los Trastornos Debidos al Consumo de Alcohol, proyectadas por Mathers y Loncar.
Fuente: Mathers & Loncar.[6]

TENDENCIAS FUTURAS Y CONCLUSIÓN

Cualquier esfuerzo para comprender el incremento de DALYs causados por el alcohol en una zona o país particular del mundo requerirá una investigación centrada, como la realizada recientemente por Steven et al.,[24] en su predicción de tendencia de mortalidad y morbilidad en México, sus regiones y sus estados, pero quizá con algunos refinamientos metodológicos aún no presentados. Al ampliar el trabajo de Mathers y Loncar[6] según recomendado por Prince et al.,[25] ese grupo de investigación ha comprobado que en la transición epidemiológica de México, las causas principales de muerte pasaron a ser enfermedad isquémica del corazón, diabetes mellitus (DM), enfermedad cerebrovascular, cirrosis hepática alcohólica y accidentes de tránsito, pudiendo todas, en parte, deberse al consumo de alcohol sumado a otras condiciones inter-correlacionadas como el índice de masa corporal (IMC) y glucemia. A pesar de que esas inter-correlaciones son bastante conocidas, el grupo de investigación parece haberlas pasado por alto en el estudio de riesgo comparativo (CRA, del inglés *Comparative Risk Assessment*), lo que los ha llevado a estimar que el IMC alto, glucemia alta y consumo de alcohol causaron un 5,1%, 5,0% y 7,3% de la carga total de enfermedad, respectivamente, y que la carga de enfermedad asociada al alcohol se debe primariamente a tres consecuencias nocivas del consumo de alcohol: Trastornos Debidos al Consumo de Alcohol, lesiones y cirrosis hepática alcohólica. Ese intento de CRA resulta admirable, pero el planteamiento actual de CRA puede ser que sea ambicioso, en forma exacerbada, por descuidar de la implicación del consumo de alcohol en una red causal de la carga total de enfermedades, de modo que el IMC y la glucemia altos son causados, en parte, por el nivel de consumo de alcohol del individuo. El ya mencionado *Global Status Report on Alcohol* de la OMS[14] supone un importante paso adelante. Sin embargo, un enfoque metodológico plenamente satisfactorio para desarrollar esa red causal en niveles nacionales o estaduales todavía no ha sido creado, y se mantiene en la pauta para investigaciones y refinamientos metodológicos futuros. En dichos refinamientos, se espera un rol más predominante del consumo de alcohol en la ocurrencia de la enfermedad isquémica del corazón (EIC), DM, enfermedades cerebrovasculares (ECV) por medio de vías indirectas que evolucionan del consumo de alcohol para el IMC y glucemia altos, y posteriormente para EIC, DM y ECV. Una vez que el rol del consumo de alcohol en la ECV y DM sea reconocido y se pueda cuantificarlo, se esperaría un alumbramiento más completo de las posibles consecuencias nocivas del consumo de alcohol en los síndromes de demencia en ancianos, que surgen como importantes contribuyentes para la carga global de enfermedades en todos los países post-transicionales del mundo.[6]

Desarrollar esa red causal en el contexto de estudios comparativos de riesgo en niveles global, regional y nacional puede resultar aún más complejo debido a las múltiples vías en las cuales el consumo de alcohol se puede inter-correlacionar con los marcadores de riesgo fisiopatológico como el IMC y la glucemia. Como destacan Prince et al.,[25] como mínimo, existen esas posibilidades no causales que deben ser consideradas en las investigaciones del consumo de alcohol y sospechas de resultados para la salud, sumándose a cualquier verdadera influencia causal del consumo de alcohol (CA):

(1) CA puede ser un factor de riesgo no causal (o sea, correlato o predictor) del resultado para la salud;

(2) CA puede padecer influencia de los niveles del resultado para la salud según se exprese el resultado (o sea, CA como consecuencia de aquél que originariamente se pensó que era daño causado por el CA);

(3) Puede haber una comorbilidad no causal entre el CA y el resultado para la salud (o sea, pueden surgir de la misma causa básica, como pleiotropismo genético);

(4) CA puede afectar la adherencia a tratamientos prescriptos para prevenir o controlar los estados precursores y procesos inherentes al resultado para la salud;

(5) CA puede afectar la adherencia al tratamiento, el pronóstico o complicaciones posteriores del resultado para la salud (por ejemplo, haciendo el resultado más fácilmente detectable en presencia de CA, incluso en ausencia de la influencia de CA en la primera ocurrencia de ese resultado);

(6) Tratamiento para CA puede presentar otros efectos en el resultado para la salud o puede agravar las adversidades que ocurren junto con el resultado para la salud o resultan de él (por ejemplo, efecto tóxico neurocognitivo de un fármaco prescripto para reducir el CA).

En resumen, un estudio completo de las consecuencias nocivas del alcohol supone un objetivo que todavía se puede alcanzar, aunque en la actualidad esté fuera de alcance.

Se puede ilustrar el valor de un planteamiento más abarcador en dos análisis, completados recientemente por Chisholm et al., cuyo primer objetivo era comparar estimaciones del impacto potencial de prevención de daños y planteamiento de control del alcohol (por ejemplo, impuestos) hasta estrategias más individuales (por ejemplo, intervenciones en poblaciones de alto riesgo), para entonces repetir el análisis para la tríada de alcohol, tabaco y uso de drogas ilícitas (por ejemplo, *cannabis*). Como en el presente capítulo, ese análisis comparativo de instrumentos programáticos y de políticas se ha basado en una consideración de DALYs.[26,27] Sin embargo, ese tipo de estudio ilustra cómo es posible producir guías relevantes a políticas por medio de una combinación de las evidencias epidemiológicas básicas descriptivas, recolectadas bajo las primeras dos rúbricas de la epidemiología, con las evidencias más analíticas sobre el impacto de programas y políticas, recolectada bajo la quinta rúbrica de Prevención y Control. Además, como ya describimos en este capítulo, y como señala Chisholm et al., el valor en largo plazo de esos análisis comparativos depende de la precisión, validad y completitud de las evidencias sobre las consecuencias nocivas relacionadas al alcohol y otras drogas y sobre la efectividad de técnicas de prevención y control. Todavía hay muchos estudios a realizar.[26,27]

REFERENCIAS BIBLIOGRÁFICAS

1. WHOSIS. WHO Statiscal Information System (2003). Disponible en: http://www.who.int/whosis. Accedid en 19 de Febrero de 2009.
2. Cheng H. Tese de doutorado (no prelo). Michigan State University, 2009.
3. Gordon EB. The anti-alcohol movement in Europe. New York: Fleming H. Revell Company. p.333, 1913.
4. Room R. International control of alcohol: alternative paths forward. Drug Alcohol Rev. 2006; 25(6):581-95.
5. Room R, Schmidt L, Rehm J, Makela P. International regulation of alcohol. BMJ. 2008;337:a2364.
6. Mathers CD, Loncar D. Projections of global mortality and burden of disease from 2002 to 2030. PLoS Med. 2006; 3(11):e442.
7. Demyttenaere K, Bruffaerts R, Posada-Villa J, Gasquet I, Kovess V, Lepine JP, et al. Prevalence, severity, and unmet need for treatment of mental disorders in the World Health Organization World Mental Health Surveys. JAMA. 2004; 291(21):2581-90.
8. Anthony JC, Van Etten ML. Epidemiology And Its Rubrics. In: A. Bellack & M. Hersen (Eds.). (Vol 1) Comprehensive Clinical Psychology. Oxford, UK: Elsevier Science Publications. 1998, pp.355-390.
9. Degenhardt L, Chiu WT, Sampson N, Kessler RC, Anthony JC, Angermeyer M, et al. Toward a global view of alcohol, tobacco, cannabis, and cocaine use: findings from the WHO World Mental Health Surveys. PLoS Med. 2008; 5(7):e141.
10. Duncan GJ, Boisjoly J, Kremer M, Levy DM, Eccles J. Peer effects in drug use and sex among college students. J Abnorm Child Psychol. 2005; 33(3):375-85.
11. Anthony JC. Deviant peer effects: Perspectives of an epidemiologist. Chapter 3. In: Deviant Peer Influences in Programs for Youth. Edited by Dodge KA, Dishion TJ, and Landsford JE. New York: Guilford Press. 2006, p. 44-66.

Consumo nocivo de alcohol: datos epidemiológicos mundiales

12. Rush BR, Bassani DG, Urbanoski KA, Castel S. Influence of co-occurring mental and substance use disorders on the prevalence of problem gambling in Canada. Addiction. 2008;103(11):1847-56.

13. OMS. World Bank Group Disease Control Priorities Project: Alcohol Abuse (2006). Disponible en: http://www.dcp2.org/diseases/4. Accedid en 19 de Febrero de 2009.

14. World Health Organization. Department of Mental Health and Substance Abuse. Global Status Report on Alcohol 2004. Geneva: WHO. 88 p. 2004. http://www.who.int/substance_abuse/publications/global_status_report_2004_overview.pdf

15. Degenhardt L, Bohnert KM, Anthony JC. Case ascertainment of alcohol dependence in general population surveys: 'gated' versus 'ungated' approaches. Int J Methods Psychiatr Res. 2007;16(3):111-23.

16. Rehm J, Room R, Monteiro M, Gmel G, Graham K, Rhen N, Sempos CT, Frick U, Jernigan J. Alcohol use. In: Ezzati M. Comparative Quantification of Health Risks: Global and Regional Burden of Disease Attributable to Selected Major Risk Factors. World Health Organization. 2004. p.2248.

17. Degenhardt L, Cheng H, Anthony JC. Assessing cannabis dependence in community surveys: methodological issues. Int J Methods Psychiatr Res. 2007;16(2):43-51.

18. Murray CJL, Lopez AD, editors. The global burden of disease: A comprehensive assessment of mortality and disability from diseases, injuries and risk factors in 1990 and projected to 2020. Cambridge (Massachusetts): Harvard University Press. 1996. p.990.

19. The University of New South Wales, Sidney, Australia. Global Burden of Disease: Mental Disorders and Illicit Drug Use Expert Group. Disponible en: http://www.med.unsw.edu.au/gbdweb.nsf. Accedid en 16 de Febrero de 2009.

20. Kessler RC, Angermeyer M, Anthony JC, R DEG, Demyttenaere K, Gasquet I, et al. Lifetime prevalence and age-of-onset distributions of mental disorders in the World Health Organization's World Mental Health Survey Initiative. World Psychiatry. 2007; 6(3):168-76.

21. McBride O, Teesson M, Slade T, Hasin D, Degenhardt L, Baillie A. Further evidence of differences in substance use and dependence between Australia and the United States. Drug Alcohol Depend. 2009; 100(3):258-64.

22. Anthony JC, Warner LA, Kessler RC. Comparative Epidemiology Of Dependence On Tobacco, Alcohol, Controlled Substances, And Inhalants: Basic Findings From The National Comorbidity Survey. Exp Clin Psychopharmacol. 1994; 2(3):244-268. 1994.

23. Mathers CD, Loncar D. Table S1. Country classifications used for reporting results. In: Projections of Global Mortality and Burden of Disease from 2002 to 2030. Plos Med (11): e442. Disponible en: http://medicine.plosjournals.org/archive/1549-1676/3/11/supinfo/10.1371_journal.pmed.0030442.st001.doc.

24. Stevens G, Dias RH, Thomas KJ, Rivera JA, Carvalho N, Barquera S et al. Characterizins the epidemological transition in Mexico: national and subnational burden of diseases, injures, and risk Factors. PloS Med. 2008; 5(6): e125.

35

25. Prince M, Patel V, Saxena S, Maj M, Maselko J, Phillips MR, et al. No health without mental health. Lancet. 2007; 370(9590):859-77.
26. Chisholm D, Rehm J, Van Ommeren M, Monteiro M. Reducing the global burden of hazardous alcohol use: a comparative cost-effectiveness analysis. J Stud Alcohol. 2004; 65(6):782-93.
27. Chisholm D, Doran C, Shibuya K, Rehm J. Comparative cost-effectiveness of policy instruments for reducing the global burden of alcohol, tobacco and illicit drug use. Drug Alcohol Rev. 2006; 25(6):553-65.

Principales consecuencias a largo plazo debidas al consumo moderado de alcohol

Arthur Guerra de Andrade
Lúcio Garcia de Oliveira

INTRODUCCIÓN

Desde el uso social al problemático, cerca de 2 mil millones de personas consumen alcohol.[1,2] Se puede comprender ese consumo bajo múltiples perspectivas. Desde el punto de vista de la salud pública, por ejemplo, el consumo de alcohol puede ser un potencial agente de enfermedad y mortalidad, de manera que su uso indebido ha sido responsable, en todo el mundo, de un 3,2% de todas las muertes y de un 4% de todos los años de vida útil perdidos.[3,4]

En los últimos años, las evidencias científicas señalan la importancia de conocer el patrón de consumo de alcohol, que, según su forma, elevaría el riesgo de desarrollo de problemas de salud, familiares, ocupacionales, entre otros. Junto al volumen total de alcohol consumido, la relevancia del conocimiento del patrón de consumo, como indicativo de problemas, ha sido ampliamente discutida.[4] Por otra parte, algunas investigaciones señalan que el patrón de uso, en especial de leve a moderado, puede desempeñar un rol protector de la salud, en especial en cuanto al desarrollo de enfermedades cardiovasculares.[2-6]

La definición del patrón de consumo es multidimensional. Abarca aspectos relacionados al contexto de beber, la relevancia cultural, la preferencia de bebida, la frecuencia de consumo (número de días a la semana), la cantidad, el lugar de la ingestión de alcohol (por ejemplo, en casa, en el bar, en el restaurante etc.), el consumo o no durante las comidas y, por último, los rasgos individuales del bebedor, sean biológicos/genéticos, sociodemográficos o socioeconómicos.[5] Además, la calidad de la bebida alcohólica resulta otro factor de interferencia que sirve como medida de los problemas futuros derivados del consumo de alcohol.

Todos esos factores, considerados en conjunto, influyen en los alcances de la conducta de beber abordados en este capítulo.

La definición exacta de los distintos patrones de consumo de alcohol posibilita la ubicación de los límites reales, es decir, los daños y beneficios usualmente asociados al consumo de alcohol. Desafortunadamente, aún se subestima su relevancia, motivo por el cual la pesquisa del patrón de consumo no ha sido incluida en estudios epidemiológicos.[7]

En relación a los patrones de consumo mucho se habla acerca del uso moderado y su rol protector contra algunas enfermedades crónicas, como enfermedades cardiovasculares, diabetes tipo II, deterioro cognitivo, entre otros.

CONCEPTO DEL TÉRMINO «USO MODERADO» DE ALCOHOL

DEFINICIÓN INTERNACIONAL POR LA OMS Y POR EL NIAAA

Para la Organización Mundial de la Salud (OMS), «uso moderado» es un término impreciso que define un patrón de consumo en el que se emplean cantidades de alcohol que, *per se*, no causan problemas a la salud. Muchas veces, el término uso moderado se emplea como sinónimo de uso social, considerado como no problemático, dictado según las costumbres, las motivaciones y las formas socialmente aceptadas.

Una multitud de países ofrecen guías sobre los niveles de consumo considerados «seguros», «responsables» o de «bajo riesgo», definidos de forma bastante clara por entidades gubernamentales y organizaciones no gubernamentales (ONG). Dichas guías desaconsejan el consumo de alcohol por menores de edad y mujeres embarazadas. También se debe desaconsejar el uso de alcohol en los casos de personas que tengan historial médico relacionado a problemas con el uso de bebidas alcohólicas y aquellas que hacen tratamiento medicamentoso, ya que pueden sufrir alteraciones en el metabolismo de esos fármacos con el consumo de alcohol. Generalmente, esas guías definen la cantidad de etanol puro de una unidad alcohólica patrón (diferente en cada país) y ofrecen consejos a poblaciones especiales que están bajo riesgo incrementado de daños.

Según esas guías, en especial en lo que se refiere a las unidades-patrón, una unidad alcohólica contiene generalmente de 8 a 14 g de etanol puro (Tabla 1); sólo Japón despierta mayor atención porque alcanza casi 20 g.

En líneas generales, esa variación demuestra que todavía no existe un consenso internacional sobre la dimensión exacta de una unidad-patrón de bebida alcohólica. Asimismo, según las guías, se considera uso moderado niveles y/o patrones de uso que presentan disminución de los perjuicios e incremento de los beneficios a la salud, sobre los cuales se consideran las influencias del sexo y de la franja etaria del bebedor. Debido a las diferencias fisiológicas, los niveles de consumo considerados moderados son mayores para hombres de hasta 65 años de edad y son menores para todos los individuos que superan los 65 años.

En EE.UU., el Instituto Nacional Sobre el Abuso de Alcohol y Alcoholismo (*National Institute on Alcohol Abuse and Alcoholism* – NIAAA) usa el término «uso moderado» para referirse al consumo que no causa perjuicios individuales al bebedor, ni problemas sociales. En cuanto a unidades de bebida, el uso moderado se define como el uso de hasta 14 unidades/semana para hombres, hasta 7 unidades/semana para mujeres y no más de 3 unidades/semana para individuos de franja etaria superior a los 65 años (considerándose la unidad-patrón de 14 g de etanol puro); además, se aconseja uno o dos días semanales sin consumo de alcohol. Para niveles diarios, se podría traducir ese consumo como 2 unidades alcohólicas para hombres (28 g) y 1 para mujeres (14 g). Por otra parte, la definición de consumo moderado, en términos de unidades diarias, no es absoluta, ya que varía de 1 a 5 dosis/día.[8]

Aunque los niveles estipulados por el NIAAA son razonablemente semejantes a los sugeridos por otros países, la definición exacta de uso moderado todavía es controvertida,[6,8] en especial debido a la variación de la definición de unidad-patrón. En contrapartida, hay ocasiones en las cuales se observa que algunos países definen consumo moderado sin haber ya definida la unidad-patrón. De ese modo, se observa que el concepto de uso moderado varía no solamente entre los países, sino dentro de un mismo país. Por ejemplo, en cuanto a consumo de unidades alcohólicas diarias, Francia y al Reino Unido recomiendan cantidades superiores a las sugeridas por EE.UU. (2 unidades), preconizando de 3 a 4 unidades alcohólicas diarias. Países como Australia, España y Portugal descuellan con las mayores cantidades de alcohol en la definición de consumo moderado, con hasta 42 g diarios de alcohol.

En ciertos países, el uso moderado se define para bebidas determinadas, como en Rumania, para cerveza y vino. Otros países como Canadá, Rumania, Suecia y Suiza no distinguen el consumo diario según el sexo. Mientras que hay países que simplemente recomiendan la reducción o la evitación del consumo sin tener claramente definido qué es uso moderado, tal es el caso de Indonesia, Luxemburgo, Tailandia y Emiratos Árabes Unidos.

El NIAAA señala que las dificultades relacionadas a la definición de uso moderado son, hasta cierto punto, el resultado de las diferencias individuales o cantidad de alcohol que una persona puede consumir sin embriagarse, que varía según su experiencia, tolerancia, metabolismo, vulnerabilidad genética, estilo de vida y el intervalo de tiempo en que se realiza el consumo (tres dosis en una hora, por ejemplo, producen concentración sanguínea de alcohol mucho mayor que tres dosis en el curso de tres horas).[8]

Por fin, algunos países, aunque en ausencia de definiciones oficiales sobre el consumo moderado, adoptan recomendaciones internacionales sugeridas por la Organización Mundial de la Salud (OMS),[9] como:

- las mujeres no deben beber más que 2 unidades diarias de alcohol;
- los hombres no deben beber más que 3 unidades diarias de alcohol;
- se debe beber el mínimo posible, resguardándose dos días durante la semana sin consumo de alcohol;
- no se debe beber en situaciones especiales, como la gestación, mientras se conduce cualquier vehículo automotor, en situaciones de trabajo (en especial cuando se operan máquinas), al realizar actividad física, cuando uno ya es dependiente de alcohol y cuando tiene otros problemas físicos que puedan empeorar en razón del consumo.

Las diferencias entre los países en cuanto a la definición de consumo moderado de alcohol se ilustran en la Tabla 1.

TABLA 1   DIFERENCIAS EN LA DEFINICIÓN DE CONSUMO MODERADO DE ALCOHOL ENTRE LOS PAÍSES

País	Unidad/ bebida patrón	Guía de consumo recomendado para adultos – consumo de bajo riesgo – niveles máximos de gramos de alcohol
Alemania	12 g	Hombres: 3 unidades/día Mujeres: 2 unidades/día Fuente: www.drinkingandyou.com
Argentina	N/D	Más información: www.vivamosresponsablemente.com
Australia	10 g	Hombres: máximo 4 dosis/día – 6 copas por ocasión Mujeres: 2 dosis/día, máximo 4 dosis/día 1 ó 2 días sin alcohol cada semana Fuentes: *National Health and Medical Research Council* (NHMRC): www.nhmrc.gov.au, *Australian Government Department of Health and Ageing*: www.alcohol.gov.au y www.drinkwise.com.au
Austria	10 g	Hombres: 24 g/día – dosis peligrosa: 60 g/día Mujeres: 16 g/día – dosis peligrosa: 40 g/día Fuente: *Federal Ministry For Labour, Health and Social Affairs*, www.bmsg.gv.at
Bélgica	N/D	No existen recomendaciones gubernamentales
Canadá	13,6 g	Hombres: 2 unidades/día, máximo: 14 unidades/semana Mujeres: 2 unidades/día, máximo: 9 unidades/semana Fuentes: *Centre for Addiction and Mental Health*, www.camh.net y http://www.educalcool.qc.ca
Dinamarca	12 g	Hombres: 21 unidades/semana Mujeres: 14 unidades/semana Fuentes: *National Board of Health*, www.sst.dk y www.goda.dk
Emiratos Árabes Unidos	N/D	No existen recomendaciones oficiales. El alcohol se vende en hoteles y a visitantes. Los residentes expatriados son obligados a tener licencia para beber. Minoristas pueden vender únicamente a quienes tienen licencia para consumo personal. Queda prohibido ofrecer bebidas a los demás

(sigue)

El alcohol y sus consecuencias: un enfoque multiconceptual

TABLA 1   (CONT.) DIFERENCIAS EN LA DEFINICIÓN DE CONSUMO MODERADO DE ALCOHOL ENTRE LOS PAÍSES

País	Unidad/ bebida patrón	Guía de consumo recomendado para adultos – consumo de bajo riesgo – niveles máximos de gramos de alcohol
Eslovenia	N/D	Hombres: 20 g/día, máximo: 50 g en cualquier ocasión Mujeres: 10 g/día, máximo: 30 g en cualquier ocasión Fuente: *Institute of Public Health*
España	10 g	Hombres: máximo 40 g/día Mujeres: máximo 24 g/día Fuentes: *Ministry of Health National Plan on Drugs* y www.alcoholysociedad.org
EE.UU.	14 g	Hombres: 2 dosis/día, máximo: 14 unidades/semana Mujeres: 1 dosis/día, máximo: 7 unidades/semana Fuentes: Departamento de Agricultura y Departamento de Salud y Servicios Humanos, www.healthierus.gov/dietaryguidelines y www.whatisadrink.com
Finlandia	11 g	Hombres: 15 unidades/semana Mujeres: 10 unidades/semana Fuente: www.alko.fi
Francia	10 g	Hombres: 3 unidades/día Mujeres: 2 unidades/día Fuente: *WHO International Guidelines Cited by the Health Ministry*, www.2340.fr
Grecia	10 g	Hombres: 3 unidades/día Mujeres: 2 unidades/día Fuente: *Ministry of Health*
Holanda	10 g	Hombres: 4 unidades/día Mujeres: 2 unidades/día Fuentes: www.stiva.nl y www.alcoholinfo.nl
Hong Kong	Definido como una dosis	Hombres: 3 unidades/día, máximo: 21 unidades/semana Mujeres: 2 a 3 unidades/día, máximo: 14 unidades/semana Fuente: *Department of Health and Social Security*
Hungría	N/D	Información para beber de forma responsable: www.hafrac.com
Indonesia	N/D	El *National Dietary Guidelines* recomienda: evite consumir bebidas alcohólicas El *Ministry of Health National Dietary Guidelines* recomienda: evite consumir bebidas alcohólicas

(sigue)

Principales consecuencias a largo plazo debidas al consumo moderado...

TABLA 1   (CONT.) DIFERENCIAS EN LA DEFINICIÓN DE CONSUMO MODERADO DE ALCOHOL ENTRE LOS PAÍSES

País	Unidad/ bebida patrón	Guía de consumo recomendado para adultos – consumo de bajo riesgo – niveles máximos de gramos de alcohol
Irlanda	10 g	Hombres: 21 unidades/semana Mujeres: 14 unidades/semana Fuente: www.drinkaware.ie
Islandia	N/D	A mujeres embarazadas o amamantando se recomienda abstenerse Fuente: *Alcohol and Drug Abuse Prevention Council*
Italia	12 g	Hombres: 2 a 3 unidades/día Mujeres: 1 a 2 unidades/día Fuente: *Ministry of Health*, www.alcol.net
Japón	19,75 g	Hombres: 1 a 2 unidades/día Mujeres: N/D Fuente: *Ministry of Health, Labour and Welfare*
Luxemburgo		Se recomienda el consumo moderado sin cantidad definida
Malta	N/D	Normas para beber con responsabilidad: www.thesensegrouponline.org
México		Consejo de como beber con responsabilidad: www.alcoholinformate.org.mx
Noruega	N/D	Visitar: www.alkokutt.no
Nueva Zelanda	10 g	Hombres: 3 unidades/día, máximo: 21 unidades/semana Mujeres: 2 unidades/día, máximo: 14 unidades/semana
Polonia	10 g	Hombres: 2 unidades/día Mujeres: 1 unidad/día Se recomiendan 2 días por semana sin alcohol Fuente: Parpa, www.parpa.pl
Portugal	14 g	Hombres: 2 a 3 unidades /día Mujeres: 1 a 2 unidades/día Fuente: Consejo Nacional de Alimentación y Nutrición
Reino Unido	8 g	Hombres: 4 a 8 unidades/día, máximo: 21 unidades/ semana Mujeres: 2 a 3 unidades/día, máximo: 14 unidades/semana Fuentes: *Departament of Health*, www.units.nhs.uk y www.drinkingandyou.com

(sigue)

El alcohol y sus consecuencias: un enfoque multiconceptual

TABLA 1   (CONT.) DIFERENCIAS EN LA DEFINICIÓN DE CONSUMO MODERADO DE ALCOHOL ENTRE LOS PAÍSES

País	Unidad/ bebida patrón	Guía de consumo recomendado para adultos – consumo de bajo riesgo – niveles máximos de gramos de alcohol
República Checa	N/D	Hombres: 24 g/día Mujeres: 16 g/día Fuentes: *National Institute of Public Health*, www.szu.cz y www.forum-psr.cz
Rumania	N/D	Hombres: 32,4 g de cerveza ó 20,7 g de vino/día Mujeres: 32,5 g de cerveza ó 20,7 g de vino/día Fuente: *Ministry of Health*
Singapur	N/D	El límite de alcohol no debe ser mayor que 2 dosis-patrón por día (cerca de 30 g de alcohol) Fuente: *Ministry of Health National Dietary Guidelines*
Sudáfrica	N/D	Hombres: máximo 21 unidades/semana Mujeres: máximo 14 unidades/semana Fuente: www.ara.co.za
Suecia	N/D	Hombres: máximo 20 g/día Mujeres: máximo 20 g/día Fuente: *Swedish Research Council*, www.vr.se
Suiza	10 a 12 g	Hombres: 2 unidades/día Mujeres: 2 unidades/día Fuente: *Swiss Federal Comission For Alcohol Problems*
Tailandia	N/D	Evitar o reducir el consumo de bebidas alcohólicas Fuente: *Ministry of Public Health*
Taiwán	N/D	Bebiendo de forma responsable Fuente: www.tbaf.org.tw

Fuente: *Drinking & You*.[10]

N/D = No determinado.

DEFINICIÓN DE USO MODERADO DE ALCOHOL EN BRASIL

No existe en Brasil una definición sobre uso moderado. Los estudios estadísticos sobre el consumo de alcohol (I y II Estudios Domiciliares sobre el Uso de Drogas Psicotrópicas) realizados con la población de las 108 ciudades brasileñas más grandes con más de 200 mil habitantes[11,12] y con poblaciones específicas, como estudiantes de Primaria y Secundaria, niños y adolescentes que viven en la

44

calle,[13,14] se han referido únicamente a la prevalencia del consumo de alcohol (uso durante la vida, en el mes, en el año) sin mencionar su patrón de consumo.

El I Estudio Nacional sobre los Patrones de Consumo de Alcohol en la Población Brasileña,[15] entre sus temas de estudio, ha analizado cuánto y cómo bebe el brasileño adulto. Al integrar las variables de frecuencia y cantidad de uso, se han identificado categorías sobre la intensidad del beber del brasileño (bebedor frecuente intenso, bebedor frecuente, bebedor menos frecuente, bebedor no frecuente y abstemio), sin mencionarse o identificarse el uso moderado en las categorías planteadas.

Un estudio epidemiológico realizado en el estado de São Paulo, es una de las pocas investigaciones brasileñas que define e investiga el término «uso moderado» según los patrones internacionales. Este estudio incluye una muestra representativa de distintas franjas etarias, condiciones socioeconómicas y escolaridad (parte integrante del GENACIS – *Alcohol, Gender and Drinking Problems: Perspective from low and middle income countries*, estudio de la OMS) y define como uso moderado el consumo de al menos tres dosis alcohólicas por ocasión, sobre una base semanal o en los últimos 12 meses. Más allá de su definición de uso moderado su prevalencia ha sido muy baja y corresponde a un 7% de la muestra estudiada.[16]

En líneas generales, lo que se nota es que aunque el término *uso moderado* o *moderación de uso* se emplee a menudo, sobre todo en anuncios publicitarios acerca de bebidas alcohólicas, no existe una definición exacta y nacional a ese respecto y generalmente se siguen las recomendaciones planteadas por la OMS y por el NIAAA.

OPINIÓN PÚBLICA SOBRE USO MODERADO DE ALCOHOL EN BRASIL Y EN EL MUNDO

La falta de una estandarización internacional sobre uso moderado se refleja en la comunidad general, y para la opinión pública su comprensión no resulta fácil. Al poseer información conflictiva e incluso equivocada, se presenta el peligro de que la comunidad asuma una conducta de beber de riesgo, exponiéndose a implicancias negativas de relevancia, de impacto a corto, medio o largo plazo. De ese modo, según un estudio canadiense, el 57% de los individuos entrevistados consideraban que el consumo moderado sería necesariamente beneficioso para la salud.[17] Una investigación norteamericana, centrada en el estudio de la opinión pública acerca del uso moderado de alcohol, ha señalado que dicho concepto se asocia a la falsa idea de «control», o sea, el estado en el cual aún no se está embriagado y no existen consecuencias negativas a corto plazo, con diferencias según el tipo de bebida y el *setting* o contexto de uso. Otros estudios mostraron que la opinión pública consideraba que el consumo moderado no existía o que era igual entre hombres y mujeres.[18]

Asimismo, en forma general, el punto de vista acerca de los beneficios sobre el uso moderado ha sido más prevalente entre hombres de franja etaria superior a los 45 años, bebedores frecuentes que podrían buscar, en ese prisma, un estímulo o la justificación para el consumo.[17]

En Brasil, aunque no exista un estudio que trate puntualmente la percepción popular sobre el uso moderado, un 80% de la gente acepta el uso social y semanal de 1 a 2 dosis de alcohol – opinión especialmente común entre jóvenes de 18 a 34 años de edad del sexo masculino. Dicha aceptación queda aún más resaltada al considerarse que un 93,5% de la población brasileña considera el uso diario de alcohol como un riesgo grave a la salud.[12]

En conjunto, esos datos señalan que existe la necesidad de que los órganos públicos competentes definan y comuniquen a la población, en forma objetiva, clara y transparente, qué es uso moderado, para reducir interpretaciones erróneas y, en consecuencia, los riesgos y problemas asociados a ese consumo.

DEL USO MODERADO AL ABUSO/DEPENDENCIA

Inicialmente, el consumo de alcohol puede tener por objetivo la relajación y la disminución del estrés y de la ansiedad, sobre todo en situaciones sociales de ocio y entretenimiento. El informe del NIAAA alerta que personas que no beben o que hacen uso moderado de alcohol se pueden convertir en alcohólicas en caso de incremento del consumo de bebidas alcohólicas. Una estimación baja predice que un 5 a 7% de la gente que no consume alcohol o que hace uso esporádico puede tener problemas derivados del uso del alcohol.[8]

En Brasil, un 52% de brasileños beben, mientras que los 48% restantes son abstemios, o sea, nunca han bebido o hacen consumo menos de una vez al año. En cuanto a las consecuencias asociadas al consumo, un 12% de la población brasileña ha relatado haber sufrido algún problema asociado al alcohol, entre los cuales un 3% ha hecho uso nocivo y un 9% era alcoholdependiente, en especial los hombres – diferencia que llega a ser cuatro veces mayor que la prevalencia detectada entre las mujeres.[15]

En forma más detallada, cerca de 30 millones de brasileños ya han tenido al menos un problema relacionado al consumo de alcohol durante la vida. La prevalencia de bebedores con problemas parece disminuir con la edad, pasando del 53%, entre los 18 y 24 años, para un 35%, en el grupo con edad superior a 60 años. Entre los problemas mencionados, los de carácter físico son los más comunes, seguidos por conflictos familiares y sociales (con algún episodio de violencia), problemas de trabajo, problemas legales, entre otros.[15]

Una vez desarrollado el patrón nocivo de consumo, este puede seguir distintos caminos, o sea, que los bebedores pueden mantenerse durante décadas sin desarrollar dependencia, o pueden regresar a un patrón de ingestión sin problemas. Esta última situación, sin embargo, resulta más inusual en especial a medida que el grado de severidad del consumo sufre un incremento.[19]

En lo que respecta a la respuesta terapéutica, su prevalencia es muy baja, dado que sólo el 1% de los pacientes que han reconocido desarrollar hábitos alcohólicos problemáticos busca ayuda y tiene posibilidades de ser bien evaluado, diagnosticado y motivado para el tratamiento, de modo a alcanzar el estado de abstinencia. Sin embargo, más allá de todos los perfiles posibles de pacientes, todavía se cree en la «ley del tercio», o sea, que en el tratamiento de alcohólicos, 1/3 se recupera, 1/3 no presenta alteración significativa y 1/3 empeora.[19]

Sumado a la baja respuesta terapéutica, se atestigua que el consumo de alcohol se está iniciando cada vez más temprano, los adolescentes y jóvenes adultos están más vulnerables en forma precoz a los problemas y a las consecuencias asociadas al consumo. En Brasil, a los 13,9 años de edad, los adolescentes relatan haber probado alcohol con un inicio del consumo regular a los 14,6 años.[15] En un estudio estadístico brasileño realizado con 48.155 estudiantes de Primaria y Secundaria, un

65,2% de entrevistados ha relatado haber consumido alcohol, con una prevalencia significativa entre los sujetos de franja etaria entre 13 y 15 años (61,7%). Además, un 11,7% de adolescentes relata hacer consumo frecuente y un 6,7% de forma abusiva, es decir, que consumieron alcohol veinte o más veces en el último mes.[13]

Además de que el uso precoz de alcohol facilita el desarrollo del uso abusivo y la dependencia, los menores de edad que beben tienden a exponerse a situaciones de riesgo, como inicio precoz de la vida sexual, práctica de sexo sin preservativo, múltiples parejas sexuales, embarazo no deseado, embriagarse alguna vez durante la vida, probar otras drogas, entre otras. Posiblemente ese riesgo se ve asociado a la dificultad de percepción del riesgo, e influencia del alcohol en la elección de los pares y de los contextos que favorecen esas situaciones de riesgo.[20] De ese modo, se cree que el retraso en la iniciación del consumo de alcohol puede ser un factor de protección de relevancia contra la exposición a las situaciones de riesgo y, en consecuencia, a los gastos del sistema de salud pública en relación al alcohol, lo que demuestra la importancia de la implementación de programas de prevención durante la adolescencia.

ASOCIACIÓN DEL CONSUMO DE ALCOHOL Y OTRAS DROGAS

Muchas veces, el alcohol se consume de manera simultánea a otras sustancias psicotrópicas, en especial tabaco y marihuana, aunque la asociación alcohol-fármacos (analgésicos, estimulantes, sedantes o tranquilizantes) es extensamente mencionada, sobre todo entre adolescentes y estudiantes universitarios.[21,22] El *European School Survey Proyect on Alcohol and Other Drugs* (ESPAD) es un estudio que viene investigando ese tipo de asociación entre adolescentes, de franja etaria de 15 a 18 años, provenientes de 39 naciones europeas.[22]

Un ejemplo de esa clase de asociación es el consumo simultáneo de alcohol y tabaco. Un estudio estadounidense, conducido con 1.113 universitarios con edad entre 18 y 24 años, ha observado que existe una relación positiva entre esos usos, de manera que cualquier cantidad utilizada de tabaco de alguna manera se relacionaría al consumo de alcohol. Debido al hecho de que el uso de tabaco crece durante el consumo de bebidas alcohólicas, se cree que el alcohol estimula dicho uso y desvía la atención del usuario a su consumo. Más que la cantidad, la frecuencia del consumo de alcohol es un fuerte factor predictor del consumo de tabaco, aliado al uso de drogas ilícitas y al uso recreativo de fármacos.[23]

Con dependencia de la sustancia a la que el alcohol esté asociado, ese tipo de consumo resulta bastante peligroso, ya que además de predisponer el usuario a reacciones tóxicas trascendentes, incrementa las posibilidades de desarrollar abuso o dependencia de las drogas asociadas, perjudicando el funcionamiento cognitivo, la capacidad de raciocinio, crítica y juicio, y predisponiendo el individuo a conductas de riesgo físico, emocional y social.[21,24-26]

PROBLEMAS DE SALUD

Los problemas de salud se encuentran entre las principales consecuencias relacionadas al consumo de alcohol, señalado como la causa de más de 60 tipos de enfermedades,[4] de desarrollo agudo o crónico, contribuye con cerca de un 4% del total de los casos mundiales de enfermedades y genera un costo significativo para el sistema de salud.[27]

Las enfermedades asociadas al consumo de alcohol se pueden agrupar en tres categorías, y reflejan la naturaleza de sus condiciones y la relación etiológica del consumo de alcohol:[7]

- condiciones de salud integralmente atribuibles al consumo de alcohol (relación de causalidad de 100%): trastornos neuropsiquiátricos, psicosis alcohólicas, abuso y dependencia de alcohol, más condiciones fetales, cirrosis hepática alcohólica, entre otras;
- condiciones crónicas que tienen el alcohol como factor contribuyente: cáncer de boca, de orofaringe y de mama, aborto espontáneo, entre otras;
- condiciones agudas en las cuales el alcohol es factor contribuyente: accidentes de tránsito, caídas, envenenamiento, ahogos, homicidios, suicidios, entre otras.

El último rango se puede subdividir en situaciones no intencionales, como accidentes de tránsito y caídas, e intencionales, como daños autoinfligidos, homicidios y suicidios.[4]

El conjunto de las condiciones fetales ocasionadas por el consumo de alcohol durante el embarazo se denomina trastornos del espectro del alcoholismo fetal (FASD, sigla en inglés de *fetal alcohol spectrum disorders*). Entre esos desórdenes, el más usualmente nombrado es el Síndrome Alcohólico Fetal (SAF).

Más concretamente, el consumo de alcohol se ha mostrado especialmente perjudicial en situaciones de cáncer, enfermedades hepáticas y embarazo, descritas a continuación.

CÁNCER

Mundialmente, el consumo de alcohol es responsable de la incidencia de un 5,2% de casos de cáncer entre hombres y el 1,7% entre las mujeres, relación que requiere un tiempo prolongado para desarrollarse.[28] En especial entre las mujeres, se estima que un 60% de la incidencia de cáncer asociada al consumo de alcohol incide en forma de cáncer de mama.[29]

Se ha puesto en evidencia una fuerte asociación entre el consumo de alcohol y la incidencia de cáncer en el tracto digestivo superior (cavidad oral, faringe, esófago y laringe) aunque la magnitud de la relación entre consumo de alcohol con la incidencia de cáncer de recto, colon e hígado todavía es controvertida.[30]

Aunque el consumo de alcohol se relaciona a una parcela considerable de los casos positivos para cáncer, poco se sabe sobre la real importancia del uso moderado y su relación de causalidad con cáncer. El cambio de patrón de consumo, de intenso a moderado, poco influye en su desarrollo, aunque, por otra parte, si los abstemios asumieran un uso moderado de alcohol, la incidencia de cáncer se incrementaría de forma desmedida.[31]

La relación entre el patrón de uso moderado de alcohol y la incidencia de cáncer, así como su relación causal, aún permanece controvertida, siendo necesarios más estudios para su completa aclaración.

ENFERMEDADES HEPÁTICAS

El abuso de alcohol representa la primera causa de muerte por enfermedades hepáticas en EE.UU., siendo que el 40% al 90% se deben a la cirrosis hepática alcohólica.[8] Se ha descrito una relación lineal entre la cantidad consumida de alcohol (y su historial de uso) y la incidencia de enfermedades hepáticas.

Entre los patrones de consumo, el uso moderado de alcohol no presenta cualquier beneficio sobre la enfermedad hepática, y puede causarla en individuos susceptibles.[32] De ese modo, a pesar de no saberse a ciencia cierta todavía el nivel de dosis alcohólica responsable de esas enfermedades, estudios sugieren que catorce dosis alcohólicas semanales para los hombres y siete dosis semanales para las mujeres ya son capaces de llevar a la ocurrencia de enfermedades hepáticas. Otros estudios, sin embargo, sugieren dosis más altas. El informe del NIAAA sugiere que la cirrosis hepática alcohólica en general está asociada al consumo de cinco dosis de alcohol por día, por un período de al menos cinco años.[8]

La presencia de otras enfermedades hepáticas, en especial hepatitis B y C, incrementa en forma significativa el riesgo de daño hepático cuando combinada al consumo moderado o intenso de alcohol.[33] Además, asociadas al consumo de alcohol, la obesidad y la exposición a drogas y otras sustancias presentan riesgos adicionales al desarrollo de enfermedades hepáticas.[34]

A causa de esos múltiples factores interferentes, los niveles seguros de consumo de alcohol, en relación a las enfermedades hepáticas, varían en forma significativa entre los individuos.

EMBARAZO

Un estudio poblacional estadounidense ha señalado que el 30,3% de 4.088 mujeres embarazadas declaró beber durante el embarazo. Dentro de tal intervalo, el patrón de consumo que asumieron parece variar según sus características sociodemográficas y conductuales, como franja etaria, nivel de escolaridad, clase socioeconómica, etnia, intención de embarazarse, uso de tabaco durante el embarazo, consumo de alcohol previamente al embarazo y, en especial, haber usado alcohol en el patrón *binge* (definido como más de cuatro dosis alcohólicas en una misma ocasión de consumo) en los tres meses previos a la concepción. Asimismo, según dichos autores, en el período previo a la gestación, las gestantes que habían bebido en patrón *binge* presentaban ocho veces más posibilidades de beber y 36 veces más posibilidades de uso *binge* durante el embarazo.[35]

Además de los factores destacados, una investigación con gestantes atendidas por un servicio obstétrico de la red municipal suscrita al Sistema Único de Salud (SUS), de la ciudad de Ribeirão Preto/SP, Brasil, ha señalado que el consumo intenso de alcohol durante el embarazo podría reflejar un eventual desorden del estado emocional de esas mujeres (por ejemplo, ansiedad y depresión).[36]

Más allá de los motivos subyacentes, el consumo de alcohol durante el embarazo presenta efectos teratogénicos, causando una serie de daños cognitivos, conductuales y neurológicos. El *continuum* de los déficits derivados de dicho consumo se conoce como trastornos del espectro del alcoholismo fetal, destacándose el SAF. Varios estudios señalan que los niños y adolescentes con trastornos del espectro del alcoholismo fetal presentan serias modificaciones estructurales encefálicas, con el consiguiente déficit del desarrollo y de la adecuada organización del sistema nervioso,[37] lo que podría fundamentar la incidencia de los déficits cognitivos, emocionales y psiquiátricos usualmente relatados.[37,38]

Dentro del espectro de anomalías causadas por el consumo de alcohol durante el embarazo, el SAF resulta bastante característico, siendo evidenciado por daños neurológicos irreversibles, retraso del crecimiento y malformaciones del cuerpo, en especial faciales.

En el área cognitiva, los niños expuestos al consumo de alcohol durante el embarazo son más impulsivos y presentan, en concreto, déficits de atención y de memoria de mayor gravedad entre los niños cuyas progenitoras hicieron consumo intenso de alcohol.[38] De la misma forma, dicho patrón de consumo de alcohol durante el embarazo incrementa los riesgos de desarrollo de enfermedades psiquiátricas en la fase adulta, ya sean trastornos de personalidad o trastornos debidos al consumo de alcohol o de otras sustancias.[39,40]

A pesar de que se reconoce que el consumo de alcohol presenta efectos negativos sobre el feto, no se sabe, todavía, qué dosis mínima acarrea esa clase de problema. Se cree que el SAF, por ejemplo, puede desarrollarse en cualquier población, incluso en los casos del consumo moderado o de pequeñas cantidades de alcohol durante el período de gestación.[41] Otra investigación que estudió 501 mujeres, cuyos hijos presentaban conductas inadecuadas, señaló que una dosis única semanal de alcohol sería suficiente para ocasionar una alteración conductual en la infancia. Asimismo, según dicha investigación, los niños expuestos al alcohol presentaron un riesgo 3,2 veces mayor de ser agresivos en comparación con los no expuestos.[42]

Aunque muchas investigaciones se estén llevando a cabo, todavía no se ha concluido acerca de la cantidad de alcohol que se puede consumir con seguridad durante el embarazo. Por lo tanto, como no hay límites seguros, se considera que un embarazo es plenamente seguro únicamente si está libre de alcohol, de manera que se sugiere que mujeres embarazadas se mantengan abstemias.

Para que se atienda a esa sugerencia es importante que las autoridades públicas apliquen medidas de prevención que identifiquen y reduzcan la exposición al alcohol durante el embarazo. Otras posibles medidas serían aconsejar a las mujeres sexualmente activas y en edad reproductiva acerca del uso de métodos anticonceptivos seguros, de la programación del embarazo y de la interrupción del consumo de alcohol antes de embarazarse.

BENEFICIOS ASOCIADOS

Desde el principio de la década de 1990, incontables estudios científicos, ya sean epidemiológicos, prospectivos y caso-control, de intervención clínica o basados en modelos experimentales, han mencionado la relación entre el uso moderado de alcohol y la incidencia y progresión de enfermedades crónicas. En estas investigaciones deben tenerse en cuenta el género, el tipo de bebida y las variables de confusión (sociales y demográficas).

De ese modo, el consumo moderado de alcohol ha sido asociado a una disminución de la tasa de mortalidad general, lo que sugiere un posible efecto beneficioso de dicho uso sobre la salud.[43,44] Muchos autores que centran sus esfuerzos en la comprensión de los efectos del uso moderado de alcohol sobre la salud describen dicha relación gráficamente por una curva en «J»,[43,45,46] de manera que los beneficios del consumo de alcohol (en este caso, la disminución de la tasa de mortalidad) son posibles hasta cierto punto, desde el cual pasa a ser perjudicial.

El efecto beneficioso del uso moderado de alcohol sobre la incidencia y/o el desarrollo de algunas enfermedades, en especial en relación a algunas enfermedades cardiovasculares, se describe a continuación.

ENFERMEDADES CARDIOVASCULARES

Se encuentra una diversidad de opiniones respecto a la contribución del consumo de alcohol al desarrollo de eventos cardiovasculares; en especial en relación a si el acto de beber de leve a moderado podría presentar efectos favorables, mientras que los efectos desfavorables se atribuyen al beber intenso. En lo que respecta al uso moderado, Klatsky et al.[47] fueron los primeros a sugerir la existencia de una asociación inversa entre dicho uso y el riesgo de desarrollo de eventos cardiovasculares, gráficamente ilustrada por una curva en «U» o «J».[45]

Aunque esa asociación esté clara para el desarrollo de enfermedades coronarias, la relación con el desarrollo de otros eventos cardiovasculares y no coronarios (como miocardiopatía, hipertensión, arritmia, accidente cerebrovascular hemorrágico e isquémico e insuficiencia cardíaca congestiva) todavía es controvertida, según el tipo de evento.

Una revisión reciente respecto de los efectos del consumo de alcohol sobre la incidencia de eventos cardiovasculares ha señalado la disparidad de acciones,[6] mencionada a continuación de manera breve y separada según el tipo de evento cardiovascular.

MIOCARDIOPATÍA

Es un término que hace referencia a la enfermedad del músculo estriado cardíaco. El tipo más común es la miocardiopatía dilatada, en la que se encuentra incremento de la dimensión del corazón y disminución de su fuerza propulsora. Se cree que el uso crónico e intenso de alcohol puede causar tal enfermedad, aunque patrones más leves de consumo también pueden hacerlo, sobre todo cuando se encuentran asociados otros cofactores como deficiencia de tiamina (vitamina B1), factores genéticos e infecciones virales.

HIPERTENSIÓN

Aunque no se haya propuesto un mecanismo biológico preciso para la influencia del alcohol, el uso intenso incrementa el riesgo de desarrollar hipertensión, de manera independiente de factores nutricionales – relación que no se encontró entre usuarios leves y moderados de alcohol. Además, el uso intenso interfiere en el tratamiento farmacológico, mientras que la moderación o la abstinencia facilitan los resultados de intervenciones no farmacológicas destinadas a la disminución de la tensión arterial (por ejemplo, reducción de peso, realización de ejercicios físicos y restricción al uso de sal). En líneas generales, algunos estudios sugieren una relación gráfica, en forma de «J», para identificar la interferencia del consumo de alcohol sobre la tensión arterial, en que bebedores leves presentan reducción modesta de tensión arterial.[48]

ARRITMIA

El riesgo de desarrollar arritmia es mayor entre usuarios intensos de alcohol, no así entre usuarios leves y moderados. Posiblemente, ese incremento ocurre debido a los daños al miocardio, a los efectos del alcohol sobre los reflejos vagales, a la conducción del impulso nervioso y del tiempo refractario y a las posibles influencias sobre el rol de las catecolaminas y del acetaldehído.

Una de las arritmias ya bastante conocida es el síndrome «Holiday Heart», decurrente del abuso agudo de alcohol.

ACCIDENTE CEREBROVASCULAR

Varios estudios sugieren que el uso intenso de alcohol, como uso *binge*, está asociado al incremento del riesgo de incidencia de accidente cerebrovascular. Sin embargo, pocas investigaciones diferencian la interferencia del alcohol según el tipo de accidente, es decir, hemorrágico (por la ruptura de vasos sanguíneos) o isquémico (por la oclusión).

Asimismo, otros estudios señalan que usuarios intensos estarían más propensos a desarrollar accidente cerebrovascular hemorrágico, aunque el efecto del consumo de alcohol sobre el riesgo de accidente isquémico todavía no está totalmente aclarado.

ENFERMEDADES CORONARIAS

Algunos estudios epidemiológicos demuestran reducción de mortalidad por infarto agudo del miocardio y enfermedades coronarias entre los bebedores moderados, apuntando al efecto cardioprotector del alcohol en el cual el tipo de bebida es un factor relevante. Aunque se ha observado ese efecto en los tipos más comunes de bebida (vino, cerveza y destilados), al parecer es más expresivo entre los bebedores de vino y menos entre los bebedores de destilados, sin una diferencia significativa entre los vinos tinto y blanco. Además, los efectos beneficiosos del alcohol dependen del patrón de uso y de los rasgos personales del bebedor.

INSUFICIENCIA CARDÍACA

Se trata de un síndrome funcionalmente descrito desde el punto de vista funcional como la situación en que el desempeño cardíaco es inadecuado para atender a las reales necesidades del cuerpo, lo que genera el cuadro clínico correspondiente a la insuficiencia cardíaca congestiva, que puede complicarse por el desarrollo de edema agudo de pulmón y de *shock* cardiogénico. En tal situación, el patrón más común es el de la miocardiopatía dilatada.

El riesgo para insuficiencia cardíaca se incrementa entre usuarios intensos de alcohol. Existe evidencia científica de que el consumo moderado de alcohol puede reducir la incidencia de enfermedades cardiovasculares y el riesgo de su progresión entre individuos que ya las presentan, como es el caso de pacientes con enfermedades coronarias. De ese modo, en comparación con individuos abstemios, el uso leve a moderado de alcohol reduciría el riesgo de ocurrencia de eventos cardiovasculares en sujetos con hipertensión, diabetes y otras enfermedades cardíacas.[49,50]

Los efectos beneficiosos del consumo moderado de alcohol se extienden a otras condiciones, como diabetes tipo II y el funcionamiento cognitivo.

DIABETES TIPO II

En la actualidad, se atestigua una epidemia mundial de obesidad y de diabetes mellitus, cuyos principales factores subyacentes son la ingestión intensa de alimentos y la inactividad física.

Aunque el beber intenso esté asociado a altos niveles de glucemia y escasa obediencia en el control de la diabetes, el beber moderado ha sido asociado a menor riesgo de desarrollo de diabetes, con efectos beneficiosos sobre el metabolismo de la glucosa y de los niveles de insulina. De ese modo, un meta-análisis de 15 estudios cohorte ha apuntado para la existencia de una relación, gráficamente representada por una curva en «U», entre el consumo de alcohol y el desarrollo de diabetes tipo II, con un 30 a 40% de dicha reducción de riesgo para consumidores de 1 a 2 dosis diarias de alcohol, en comparación a individuos abstemios, tanto hombres como mujeres.[44,49]

El uso moderado presenta los efectos más favorables y el tipo de bebida alcohólica parece tener escasa importancia sobre ese riesgo.[51] Los mecanismos exactos de acción del consumo moderado de alcohol sobre la diabetes tipo II no están del todo claros, aunque estaría relacionado al incremento de la sensibilidad celular a la insulina[52] o a la disminución de la intolerancia a la glucosa – constataciones que todavía se deben aclarar.

DETERIORO COGNITIVO

El uso abusivo y prolongado de alcohol está asociado al desarrollo de demencias. La demencia es el trastorno más común que afecta al anciano, siendo el género, el nivel de escolaridad, la dieta y los factores vasculares, factores de riesgo relevantes. Los dos tipos más comunes de demencia en la población occidental son el Alzheimer y la demencia vascular.

En concreto, en cuanto al efecto del alcohol sobre el funcionamiento cognitivo del bebedor, estudios prospectivos muestran una asociación entre el uso moderado de alcohol y la disminución del riesgo de desarrollo de demencia[53,54] en lo que respecta al riesgo inherente entre no bebedores o abstemios. Además, si se tiene en cuenta la influencia del género, el riesgo parece ser más pequeño entre los hombres incluso con ingestión de igual cantidad de alcohol.[55] Asimismo, la influencia del género sobre el funcionamiento cognitivo todavía es controvertida, ya que existen estudios que sostienen exactamente lo contrario.[56,57] De ese modo, una investigación que ha evaluado la función mental de 12.480 mujeres, con edad entre 70 y 81 años, que consumían hasta 15 g diarios de alcohol, ha mostrado que dichas mujeres presentaron un mejor desempeño en la evaluación cognitiva que las abstemias y mantuvieron un mejor desempeño aún los dos años siguientes a la primera evaluación.[56]

En cuanto al tipo de bebida, el consumo de vino disminuye el riesgo de demencia, mientras que el uso de cerveza y destilados parece incrementarlo – relación que permanece controvertida.[58] Los mecanismos de la influencia del alcohol sobre el riesgo de demencia parecen ser secundarios a la disminución de los factores de riesgo para enfermedades cardiovasculares, a la posible mejoría de la neurotransmisión colinérgica en el hipocampo, al efecto antioxidante inherente al alcohol, entre otros.[59]

FACTORES CARDIOPROTECTORES

Las propiedades cardioprotectoras del uso moderado han sido continuamente estudiadas.[44] En modelos experimentales, diferentes mecanismos biológicos han sido sugeridos y descritos para explicar los efectos beneficiosos del alcohol, entre los cuales se destacan los cambios del perfil plasmático de lípidos, en especial relacionado al incremento del nivel de la lipoproteína de alta densidad (HDL) y sus subtipos.

Dichos resultados han sido corroborados por estudios que analizan los factores cardioprotectores sobre la incidencia de enfermedades coronarias, a través de diferentes mecanismos, como:

- un incremento del nivel del HDL plasmático, en especial de los subtipos HDL2 y HDL3, que posibilitarían la reducción de la acumulación de colesterol en las paredes de los vasos sanguíneos y la disminución de la oxidación de la LDL (lipoproteína de baja densidad);
- una disminución de los mecanismos de coagulación sanguínea;
- reducción del estrés o efectos ansiolíticos.[5,6]

Sin embargo, la acción conjunta de cambios en las funciones vasculares, miocárdicas, hemostáticas y endoteliales al parecer contribuye para la reducción del riesgo global de incidencia de eventos cardiovasculares, que incluyen la disminución de la agregación plaquetaria, fibrinólisis, inflamación, entre otros factores.[60]

Sin embargo, la acción que ejerce el uso leve a moderado de alcohol sobre determinado evento cardiovascular se puede medir por medio de otro efecto. Un buen ejemplo es el efecto del consumo de alcohol sobre la tensión arterial, en especial la hipertensión, que constituye uno de los factores de riesgo de mayor relevancia en la incidencia de enfermedades cardiovasculares.

INTERFERENCIA DEL TIPO DE BEBIDA

Resulta importante notar que el efecto beneficioso del consumo moderado de alcohol sobre la salud, en especial sobre la incidencia de enfermedades cardiovasculares, no es generalizado, ya que varía según el tipo de bebida.

Una de las primeras investigaciones a ese respecto sugería que la incidencia de enfermedades coronarias era menos prevalente en países tradicionalmente consumidores de vino que en los que consumían cerveza o destilados.[61] En la actualidad, el efecto cardioprotector del uso moderado de vino es notable y científicamente comprobado, mientras que el efecto del uso de cerveza y destilados todavía permanece controvertido, de manera que resulta aún difícil alcanzar un consenso.[62,63]

Más que el efecto de la bebida *per se*, se sugiere que el patrón de consumo de alcohol y el estilo de vida del bebedor son los reales interferentes en los efectos cardiovasculares.

En cuanto al efecto cardioprotector del vino, algunos estudios señalan la relevancia de sus componentes no alcohólicos, tales como los componentes fenólicos antioxidantes y las sustancias antitrombóticas.[64-68] Dado que no han sido descriptas las diferencias en cuanto a la influencia del tipo de vino, es decir, si es tinto o blanco, los efectos cardiovasculares son semejantes entre los bebedores exclusivos de vino tinto, blanco, ambos u otros.[69]

VARIABLES DE CONFUSIÓN

Aunque existan riesgos y beneficios asociados al uso moderado de alcohol, es importante considerar que pueden ser marcadores de una conducta psicosocial más amplia, es decir, que los hallazgos se pueden deber a factores interferentes y no necesariamente asociados al consumo de alcohol *per se*, lo que sugiere que no se debe ver sus efectos en forma aislada, sino como parte de un contexto social, cultural o del estilo de vida del bebedor.

Dichos factores de interferencia son usualmente referidos como *counfounder factors* o variables de confusión[70,71] y varían según las características del consumo de alcohol o de las variables biológicas del bebedor. De ese modo, en lo que respecta al consumo, los efectos beneficiosos del alcohol pueden sufrir interferencia a partir de la composición de la bebida (por ejemplo, el vino presenta sustancias polifenólicas capaces de enmascarar el efecto del etanol) y de su patrón de uso (cantidad y frecuencia). En cuanto a las características del usuario, la real interferencia del alcohol varía según su género, nivel educacional, condición socioeconómica, condición general de salud, funcionamiento cognitivo general, inteligencia (CI), comorbilidades psiquiátricas, estilo de vida, dieta, entre otros.

Entre los mencionados factores, en particular en relación al estilo de vida, los consumidores de vino mantienen una dieta más saludable que los de cerveza y destilados, es decir, compran con más frecuencia aceitunas, vegetales y productos con menor tenor de grasa,[71] lo que podría explicar o potenciar los efectos beneficiosos del alcohol sobre su salud. De ese modo, sería posible admitir que el consumo moderado de alcohol, asociado a una dieta saludable, resultaría en mejores efectos que beber en combinación con una dieta poco saludable. Además, el consumo de alcohol altera la ingestión y el metabolismo de ácidos grasos esenciales de la dieta, lo que desajusta la homeostasis del organismo.[72,73] En vista de lo presentado, no se sabe aún si es el consumo de alcohol *per se* o si es el usuario y su estilo de vida los que influyen en los riesgos para padecer las enfermedades asociadas al alcohol.

CONSIDERACIONES FINALES

En líneas generales, aunque el uso intenso de alcohol impacta en forma negativa en la salud pública, algunas evidencias señalan beneficios asociados al uso moderado, en especial sobre los eventos cardiovasculares. Asimismo, hay que tener cautela con esa relación, dado que se presentan muchas dificultades a la hora de se estimar los reales efectos advenidos del consumo moderado de alcohol, como la tendencia de los entrevistados a subestimar su consumo. De ese modo, se deben evitar las generalizaciones innecesarias y peligrosas.

Resulta importante recordar que los efectos del alcohol sobre la salud dependen, ante todo, del historial médico y de los riesgos individuales del bebedor. Una vez que los médicos y demás profesionales de la salud suponen instrumentos especiales para la concientización y el cambio de hábitos individuales, es necesario que estén lo suficientemente informados y actualizados sobre los reales efectos del alcohol para que actúen como multiplicadores del conocimiento entre sus pacientes. La participación de los medios de comunicación en ese proceso de concientización también resulta fundamental.

Todavía es escasa la información segura acerca de los efectos del consumo moderado, sobre todo debido a la falta de estandarización sobre su definición. Son necesarias más investigaciones para la comprensión de la verdadera relación entre el patrón de consumo de alcohol y los efectos asociados, a fin de que se transmitan recomendaciones científicamente fundamentadas y seguras a quienes beben. Dicha información se debe aplicar específicamente a las condiciones en las cuales se originaron, es decir, a determinado grupo, cultura o país, evitándose generalizaciones imprudentes. Además, se espera que las autoridades públicas de salud, con la intención de reducir el uso nocivo de alcohol, comuniquen de manera clara y objetiva los posibles beneficios por el uso moderado, incitando prácticas saludables de consumo.

En vista de esa falta de consenso y de la generalización de la información, se sugieren algunas recomendaciones generales, entre ellas:

- el riesgo general en la salud de un bebedor intenso podría ser reducido con la disminución del consumo o con la abstinencia;
- en función de la ignorancia del riesgo de progresión al beber intenso, los abstemios no deberían ser aconsejados a beber;
- la mayoría de la gente que bebe en forma leve o moderada no debería cambiar sus hábitos, excepto en circunstancias especiales.

REFERENCIAS BIBLIOGRÁFICAS

1. United Nations Office for Drug Control and Crime Prevention – UNODCCP. World drug report 2007. Disponible en: www.unodc.org/unodc/en/data-and-analysis/WDR-2007.html.

2. World Health Organization – WHO. Global status report on alcohol. Genebra: WHO, 2004.

3. Meloni JN, Laranjeira R. The social and health burden of alcohol abuse. Rev Bras Psiquiatr 2004; Suppl 1:S7-10.

4. Rehm J, Chisholm D, Room R, Lopez AD. Alcohol. Disease control priorities in developing countries. 2.ed. New York: Oxford University Press, 2006.

5. Elisson RC, Martinic M. The harms and benefits of moderate drinking: summary of findings of an international symposium. Disponible en: www.AnnalsofEpidemiology.org/issues.

6. Klatsky AL. Alcohol, cardiovascular diseases and diabete mellitus. Pharmacol Res 2007; 55(3):237-47.

7. Rehm J, Gmel G, Sempos CT, Trevisan M. Alcohol-related morbidity and mortality. Alcohol Res Health 2003; 27(1):39-51.

8. Gunzerath L, Faden V, Zakhari S, Warren K. National Institute on Alcohol Abuse and Alcoholism – report on moderate drinking. Alcoholism: Clinical and Experimental Research 2004; 28(6):829-47.

9. World Health Organization – WHO. Mental disorder in primary care: alcohol use disorders. 1998. Disponible en: www.who.int/msa/mnh/ems/primacare/edukit/wepalc.pdf.

10. Drinking & You. Consumer sites about sensible drinking, national government guidelines and your health for the United Kingdom, United States of America, Canada, France, Espana and Deutschland. Disponible en: www.drinkingandyou.com.

11. Carlini EA, Galduróz JCF, Noto AR, Nappo AS. I Levantamento domiciliar sobre o uso de drogas psicotrópicas no Brasil. São Paulo: CEBRID e SENAD, 2002.

12. Centro Brasileiro de Informações sobre Drogas Psicotrópicas – Cebrid. II Levantamento domiciliar sobre o uso de drogas psicotrópicas no Brasil: estudo envolvendo as 108 maiores cidades do país. São Paulo: CEBRID e SENAD, 2007.

13. Galduróz JC, Noto AR, Nappo SA, Carlini EA. Trends in drug use among students in Brazil: analysis of four surveys in 1987, 1989, 1993 and 1997. Braz J Med Biol Research 2005; 37(4):523-31.

14. Noto AR, Galduróz JCF, Nappo AS, Fonseca AM, Carlini CMA, Moura YG et al. Levantamento nacional sobre o uso de drogas entre crianças e adolescentes em situação de rua nas 27 capitais brasileiras. São Paulo: Cebrid e Senad, 2003.

15. Laranjeira R, Pinsky I, Zaleski M. Caetano R. I Levantamento nacional sobre os padrões de consumo de álcool na população brasileira. São Paulo: Uniad e Senad, 2007.

16. Kerr-Corrêa F, Hegedus AM, Trinca LA, Tucci AM, Kerr-Pontes, LRS, Sanches AF et al. Differences in drinking patterns between men and women in Brazil. In: Obot IS, Room R. GENACIS – alcohol, gender and drinking problems: perspectives from low and middle income countries. Genebra: WHO, 2005.
17. Ogborne AC, Smart RG. Public opinion on the health benefits of moderate drinking: results from a Canadian National Population Health Survey. Addiction 96(4): 641-9, 2001.
18. Green CA, Polen MR, Janoff SL, Castleton DK, Perrin NA. Not getting tanked: definitions of moderate drinking and their health implications. Drug Alcohol Depend 2007; 86(2-3):265-73.
19. Ramos SP, Woitowitz AB. Da cervejinha com os amigos à dependência de álcool: uma síntese do que sabemos sobre esse percurso. Rev Bras Psiquiatr 2004; 26 (1):18-22.
20. Stueve A, O'Donnell LN. Early alcohol initiation and subsequent sexual and alcohol risk behaviors among urban youth. Am J Public Health 2005; 95(5):887-93.
21. McCabe SE, Cranford JA, Morales M, Young A. Simultaneous and concurrent polydrug use of alcohol and prescription drugs: prevalence, correlates, and consequences. J Stud Alcohol 2006; 67(4):529-37.
22. Andersson B, Hibell B, Beck F, Choquet M, Kokkevi A, Fotiou A et al. Alcohol and drug use among European 17-18 year old students — Data from the ESPAD Project: the Swedish Council for Information on Alcohol and Other Drugs (CAN), Council of Europe, Co-operation group to Combat Drug Abuse and Illicit Trafficking in Drugs (Pompidou Group). Stockholm: Sweeden, 2007.
23. Reed MB, Wang, R, Shillington, AM, Clapp, JD, Lange, JE. The relationship between alcohol use and cigarette smoking in a sample of undergraduate college students. Addict Behav 2007; 32: 449-64.
24. Pennings JM, Leccese AP, Wolff FA. Effects of concurrent use of alcohol and cocaine. Addiction 2002; 97: 773-83.
25. Medina KL, Shear PK, Schafer J. Memory functioning in polysubstance dependent women. Drug Alcohol Depend 2006; 84: 248-55.
26. Midanik LT, Tam TW, Weisner C. Concurrent and simultaneous drug and alcohol use: results of the 2000 national alcohol survey. Drug Alcohol Depend 2007; 90(1):72-80.
27. Nalpas B, Combescure C, Pierre B, Ledent T, Gillet C, Playoust D et al. Financial costs of alcoholism treatment programs: a longitudinal and comparative evaluation among four specialized centers. Alcoholism: Clinical & Experimental Research 2003; 27(1):51-6.
28. Leinoe EB, Hoffmann MH, Kjaersgaard E, Nielsen JD, Bergmann OJ, Klausen TW et al. Prediction of haemorrhage in the early stage of acute myeloid leukaemia by flow cytometric analysis of platelet function. Br J Haematol 2005; 128(4):526-32.
29. Boffetta P, Hashibe M, La Vecchia C, Zatonski W, Rehm J. The burden of cancer attributable to alcohol drinking. Int J Cancer 2006; 119(4):884-7.

30. Corrao G, Bagnardi V, Zambon A, La Vecchia C. A meta-analysis of alcohol consumption and the risk of 15 diseases. Prev Med 2004; 38(5):613-9.
31. McPherson. Moderate alcohol consumption and cancer. AEP 2007; 17 (5S)S46-S8.
32. Szabo G. Moderate drinking, inflammation and liver disease. Ann Epidemiol 2007; 17(supl):S49-S54.
33. Naveau S, Giraud V, Borotto E, Aubert A, Capron F, Chaput JC. Excess weight risk factor for alcoholic liver disease. Hepatology 1997; 25(1):108-11.
34. Jamal MM, Saadi Z, Morgan TR. Alcohol and hepatitis C. Dig Dis 2005; 23(3-4):285-96.
35. Ethen MK, Ramadhani TA, Scheuerle AE, Canfield MA, Wyszynski DF, Druschel CM et al. Alcohol consumption by women before and during pregnancy. Matern Child Health J 2008; Mar 4 [Epub ahead of print].
36. Pinheiro SN, Laprega MR, Furtado EF. Morbidade psiquiátrica e uso de álcool em gestantes usuárias do Sistema Único de Saúde. Revista de Saúde Pública 2005; 39 (4):593-8.
37. Lebel C, Rasmussen C, Wyper K, Walker L, Andrew G, Yager J et al. Brain diffusion abnormalities in children with fetal alcohol spectrum disorder. Alcohol Clin Exp Res 2008; 32(10):1-8.
38. Burden MJ, Jacobson SW, Sokol RJ, Jacobson JL. Effects of prenatal alcohol exposure on attention and working memory at 7.5 years of age. Alcohol Clin Exp Res 2005; 29(3):443-52.
39. Alati R, Mamun AA, Williams GM, O'Callaghan M, Najman JM, Bor W. In utero alcohol exposure and prediction of alcohol disorders in early adulthood. A Birth Cohort Study Arch Gen Psych 2006; 63:1009-16.
40. Barr HM, Bookstein FL, O'Malley KD, Connor PD, Huggins JE, Streissguth AP. Binge drinking during pregnancy as a predictor of psychiatric disorders on the structured clinical interview for DSM-IV in young adult offspring. Am J Psych 2006; 163:1061-5.
41. Mukherjee RAS, Mohammed SH, Abou-Saleh T. Low level alcohol consumption and the fetus. Abstinence from alcohol is the only safe message in pregnancy. BMJ 2005; 330:375-6.
42. Sood B, Delaney-Black V, Covington C, Nordstrom-Klee B, Ager J, Templin T et al. Prenatal alcohol exposure and childhood behavior at age 6 to 7 years: I. dose-response effect. Pediatrics 2001; 108(2):E34.
43. Di Castelnuovo A, Costanzo S, Bagnardi V, Donati MB, Iacoviello L, de Gaetano G. Alcohol dosing and total mortality in men and women: an updated meta-analysis of 34 prospective studies. Arch Intern Med 2006; 166(22):2437-45.
44. Koppes JM, Dekker HF, Hendriks LM, Bouter LM, Heine RJ. Meta-analysis of the relationship between alcohol consumption and coronary heart disease and mortality in type 2 diabetic patients. Diabetologia 2006; 49(4): 648-52.

Principales consecuencias a largo plazo debidas al consumo moderado...

45. Baglietto L, English DR, Hopper JL, Powles J, Giles GG. Average volume of alcohol consumed, type of beverage, drinking pattern and the risk of death from all causes. Alcohol and Alcoholism 2006; 41(6):664-71.

46. Klatsky AL, Udaltsova N. Alcohol drinking and total mortality risk. Ann Epidemiol 2007; 17(5):S63-S7.

47. Klatsky AL, Friedman GD, Siegelaub AB. Alcohol consumption before myocardial infarction. Results from the Kaiser-Permanente epidemiologic study of myocardial infarction. Ann Intern Med 1974; 81(3):294-301.

48. Thandani R, Camargo Jr CA, Stampfer MJ, Curhan GC, Wilett WC, Rimm EB. Prospective study of moderate alcohol consumption and risk of hypertension in young women. Arch Intern Med 2002; 162:569-74.

49. Koppes LL, Dekker JM, Hendriks HF, Bouter LM, Heine RJ. Moderate alcohol consumption lowers the risk of type 2 diabete: a meta analysis of prospective observational studies. Diabete Care 2005; 28:719-25.

50. Beulens JW, Bots ML, Grobbee DE. Moderate alcohol consumption may be recommended for the prevention of heart attacks. Ned Tijdschr Geneeskd 2007; 151(49):2716.

51. Conigrave KM, Hu BF, Camargo CA Jr, Stampfer MJ, Willett WC, Rimm EB. A prospective study of drinking patterns in relation to risk of type 2 diabete among men. Diabete 2001; 50(10):2390-5.

52. Bell RA, Mayer-Davis EJ, Martin MA, D'Agostino RB Jr, Haffner SM. Associations between alcohol consumption and insulin sensitivity and cardiovascular disease risk factors: the insulin resistance and atherosclerosis study. Diabete Care 2000; 23:1630-6.

53. Ruitenberg A, van Swieten JC, Witteman JC, Mehta KM, van Duijn CM, Hofman A et al. Alcohol consumption and risk of dementia: the Rotterdam study. Lancet 2002; 359(9303):281-6.

54. Deng J, Zhou DH, Li J, Wang YJ, Gao C, Chen M. A 2-year follow-up study of alcohol consumption and risk of dementia. Clin Neurol Neurosurg 2006; 108(4):378-83.

55. Mukamal KJ, Kuller LH, Fitzpatrick AL, Longstreth WT Jr, Mittleman MA, Siscovick DS. Prospective study of alcohol consumption and risk of dementia in older adults. JAMA 2003; 289(11):1405-13.

56. Stampfer MJ, Kang JH, Chen J, Cherry R, Grodstein F. Effects of moderate alcohol consumption on cognitive function in women. New Eng J Med 2005; 352(3):245-53.

57. Wright CB, Elkind MSV, Rundek T, Boden-Albala B, Paik MC, Sacco RL. Alcohol intake, carotid plaque, and cognition: the Northern Manhattan Study. Stroke 2006; 37:1160-4.

58. Truelsen T, Thudium D, Gronbaek M. Copenhagen city heart study: amount and type of alcohol and risk of dementia. Neurology 2002; 59(9):1313-9.

59. Letenneur L. Moderate alcohol consumption and risk of developing dementia in the elderly: the contribution of prospective studies. AEP 2007; 17(5S):S43-S5.

65

60. Booyse FM, Pan W, Harper VM, Tabengwa EM, Parks DA, Bradleu KM et al. Mechanisms by which alcohol and wine polyphenols affect coronary heart disease risk. Ann Epidemiol 2007; 17(suppl):S24-S31.

61. Leger AS, Cochrane AL, Moore F. Factors associated with cardiac mortality in developed countries with particular reference to the consumption of wine. Lancet 1979; 1(8124):1018-20.

62. Gronbaek M, Deis A, Sorensen TI, Becker U, Schnohr P, Jensen G. Mortality associated with moderate intakes of wine, beer, or spirits. BMJ 1995; 310(6988):1165-9.

63. Renaud SC, Guéguen R, Siest G, Salamon R. Wine, beer, and mortality in middle-aged men from eastern France. Arch Intern Med 1999; 13:159(16):1865-70.

64. Renaud S, de Lorgeril M. Wine, alcohol, platelets, and the French paradox for coronary heart disease. Lancet 1992; 339(8808):1523-6.

65. Frankel EN, Kanner J, German JB, Parks E, Kinsella JE. Inhibition of oxidation of human low-density lipoprotein by phenolic substances in red wine. Lancet 1993; 341(8843):454-7.

66. Pace-Asciak CR, Hahn S, Diamandis EP, Soleas G, Goldberg DM. The red wine phenolics trans-resveratrol and quercetin block human platelet aggregation and eicosanoid synthesis: implications for protection against coronary heart disease. Clin Chim Acta 1995; 235(2):207-19.

67. Zakhari S. Molecular mechanisms underlying alcohol-induced cardioprotection: contribution of hemostatic components. Introduction to the symposium. Alcohol Clin Exp Res 1999; 23(6):1108-10.

68. Booyse FM, Parks DA. Moderate wine and alcohol consumption: beneficial effects on cardiovascular disease. Thromb Haemost 2001; 86(2):517-28.

69. Klatsky AL, Armstrong MA, Friedman GD. Red wine, white wine, liquor, beer, and risk for coronary artery disease hospitalization. Am J Cardiol 1997; 15,80(4):416-20.

70. Fillmore KM, Golding JM, Graves KL, Kniep S, Leino EV, Romelsjö A et al. Alcohol consumption and mortality. characteristics of drinking groups. Addiction 1998; 93(2):183-203.

71. Gronbaek M. Confounders of the relation between type of alcohol and cardiovascular disease. AEP 2007; 17(5S):S13-S5.

72. Simon JA, Fong J, Bernert JT Jr, Browner WS. Relation of smoking and alcohol consumption to serum fatty acids. Am J Epidemiol 1996; 144(4):325-34.

73. Kim SY, Breslow RA, Ahn J, Salem N. Alcohol consumption and fatty acid intakes in the 2001-2002 National Health and Nutrition Examination Survey. Alcohol Clin Exp Resear 2007; 31(8):1407-14.

Dependencia alcohólica: aspectos clínicos y diagnósticos

Wolfgang Heckmann
Camila Magalhães Silveira

INTRODUCCIÓN

En la sociedad contemporánea el consumo de alcohol es visto, predominantemente, de forma positiva, lo que hace difícil el reconocimiento de determinados patrones de consumo como enfermedad, y a la vez la movilización de profesionales de salud para disminuir índices de problemas a raíz del uso del alcohol.

La doble moral de una sociedad que, por una parte, tolera o anima el consumo moderado de alcohol y, por otra, discrimina el consumo excesivo y descontrolado, confunde a la población, que necesita orientarse por las normas.

Desde tiempos más remotos, la definición de alcoholismo se asocia al *status* social, especie de soporte de las relaciones y de las interacciones sociales. Sin embargo, en 1849 surgió el término alcoholismo y una de sus primeras definiciones la hizo Magnus Hus, quien lo conceptualizó como «el conjunto de manifestaciones patológicas del sistema nervioso, en los ámbitos psíquico, sensitivo y motor», observadas en los sujetos que consumían bebidas alcohólicas en forma continua y excesiva, durante largo tiempo.

Más tarde, con Morton Jellinek,[1] la definición de alcoholismo fue reestructurada y se pasó a clasificar la conducta del alcohólico como enfermedad, lo que ha generado una noción de repercusión negativa y social. Jellinek definió al alcohólico[2] como todo individuo cuyo consumo de bebidas alcohólicas pudiera perjudicar a sí mismo, a la sociedad o a ambos y ubicó al alcoholismo en el rango de enfermedad, sobre la base de las cantidades consumidas de alcohol.

Actualmente, la Organización Mundial de la Salud (OMS)[2] define al alcohólico como un bebedor excesivo, cuya dependencia del alcohol se acompaña de trastornos mentales, en la salud física, en la relación con los demás y en la conducta social y económica.

FARMACOLOGÍA E IMPACTO NUTRICIONAL DEL ETANOL

El etanol (o el «espíritu del vino», del latín *spiritus vini*), cuya fórmula química es C_2H_5OH, es un líquido incoloro encontrado en todas las bebidas alcohólicas.

No todas las personas son igualmente propensas a hacerse adictas al alcohol. Para que ocurra la dependencia alcohólica, resulta fundamental que haya vulnerabilidad y susceptibilidad a la dependencia, fomentadas por condiciones biológicas, psicológicas, sociales y ambientales. Desde el punto de vista médico, resulta importante el hecho de que las enzimas que metabolizan el alcohol en el organismo difieren de individuo a individuo, lo que se denomina vulnerabilidad biológica.

La farmacología del alcohol es un tema particularmente importante a abordarse en este capítulo, ya que facilita la comprensión de los problemas derivados del uso de esa sustancia en muchos individuos que la consumen.

El etanol es una molécula simple que se mueve fácilmente a través de las membranas celulares y que se equilibra rápidamente entre la sangre y los tejidos. El nivel de alcohol en la sangre se expresa en miligramos o gramos de etanol por decilitro (por ejemplo, 100 mg/dL o 0,10 g/dL); un nivel de 0,02 a 0,03, por ejemplo, es el resultado de la ingestión de 1 a 2 dosis de bebidas alcohólicas. Como consecuencia, el organismo metaboliza y excreta cerca de 1 dosis/hora.

Además del etanol, en las bebidas alcohólicas se encuentran otros productos de su maduración o fermentación, como metanol, butanol, aldehídos, ésteres, histaminas, fenoles, hierro, plomo y cobalto que son, en gran medida, responsables de la diferenciación de sabor entre los diferentes tipos de bebidas.

Como consecuencia de su alta solubilidad en agua, el etanol alcanza rápidamente la corriente sanguínea, de donde se distribuye a la mayoría de los órganos y sistemas. El etanol se absorbe, en pequeñas cantidades, en las membranas mucosas de la boca y del esófago; en cantidades moderadas, en el estómago y el intestino grueso y, principalmente, en la porción proximal del intestino delgado, donde también se absorben las vitaminas del complejo B. La tasa de absorción se incrementa cuando el vaciamiento gástrico está acelerado, como en la ausencia de proteínas, grasas o carbohidratos, que interfieren en la absorción, además de otros productos oriundos de la fermentación del alcohol, en la dilución de un porcentaje moderado de etanol (máximo de un 20% del volumen) y en presencia de gas carbónico (por ejemplo, champán).

Cerca de un 2% a un 10% del etanol (bajas y altas concentraciones de alcohol en la sangre, respectivamente) se excretan directamente por los pulmones, la orina o el sudor, aunque la mayor parte la metaboliza el hígado. Sin embargo, la vía metabólica más importante tiene lugar en el citosol de las células hepáticas, cuando la enzima alcohol deshidrogenasa (ADH) produce el acetaldehído, que se ve rápidamente destruido por la aldehído deshidrogenasa (ALDH) en el citosol y en la mitocondria del hepatocito. En altas dosis, la aldehído deshidrogenasa puede producir histamina y por diferentes mecanismos puede provocar una disminución de los niveles de tensión arterial, náuseas y vómitos.

La relativa destrucción de la ALDH por el disulfiram es responsable de la intolerancia al alcohol en individuos alcohólicos tratados con ese fármaco (Figura 1). La segunda vía de metabolismo ocurre en los microsomas del retículo endoplasmático liso y en el sistema hepático oxidativo microsomal del etanol (MEOS), que es responsable de aproximadamente el 10% de la oxidación del etanol cuando la concentración de alcohol en la sangre está elevada.

A pesar de que el alcohol suministra calorías (una dosis de bebida alcohólica contiene 70 a 100 kcal), estas están desprovistas de nutrientes como minerales, proteínas y vitaminas. El alcohol es capaz de interferir, también, en la absorción

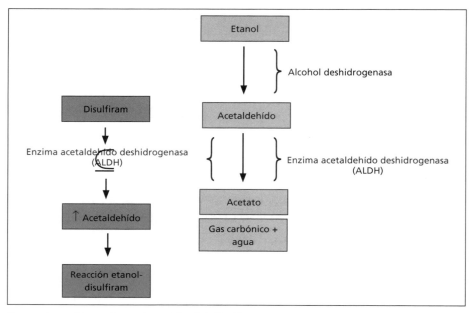

Figura 1   Mecanismo de acción del disulfiram.

de vitaminas en el intestino delgado y disminuir su almacenamiento en el hígado con efectos en el ácido fólico, en la piridoxina (B6), en la tiamina (B1), en el ácido nicotínico (niacina, B3) y en la vitamina A.

Algunos individuos metabolizan el alcohol mejor que otros. Además, es posible que ocurra algún tipo de alteración en el sistema biológico debido al consumo frecuente y abusivo de alcohol o al agotamiento del organismo, haciendo que una persona que hasta entonces toleraba bien al alcohol pase a reaccionar al consumo en forma patológica. Además, resulta importante considerar la cantidad de bebida consumida diariamente por un período prolongado, dado que la frontera de riesgo para los hombres es de aproximadamente 60 g de alcohol puro/día, y para las mujeres de 40 g/día. Tal hecho supone que un margen seguro de consumo debería estar por abajo de esos umbrales. Asimismo, la adicción física, con sus consecuencias devastadoras, aparece relativamente tarde, en general tras 4 a 6 años de consumo regular para el adolescente y tras 6 a 8 años para el adulto.

SEÑALES Y SÍNTOMAS RELACIONADOS AL USO AGUDO Y CRÓNICO DE ALCOHOL

Según Dubowski,[3] los individuos alcoholizados son portadores de un conjunto de señales comunes, entre las que se destacan:

- rubor y edema moderado de la cara;
- edemas de los párpados;
- ojos lacrimosos;
- eritrosis palmar;
- aliento alcohólico;
- falta de coordinación motriz;
- vértigos y falta de equilibrio;
- sudores;
- temblor fino en las extremidades.

Los hematomas pueden corresponder a traumatismos durante la intoxicación o a alteraciones de la coagulación debido a insuficiencia hepática. Sin embargo, existen otras señales relacionadas al consumo crónico y excesivo, como calambres musculares, vómitos matinales, dolores abdominales, taquicardia y tos crónica.

Los individuos que consumen excesivamente alcohol revelan un conjunto de síntomas físicos o psicológicos. Los síntomas físicos se manifiestan como pequeñas señales de abstinencia, que pueden ser neuromusculares, caracterizadas por temblores, calambres o parestesias; digestivos, caracterizadas por náuseas o vómitos; neurovegetativos, por sudores, taquicardia o hipotensión ortostática; y psíquicos, tales como: ansiedad, humor depresivo, irritabilidad, insomnio o pesadillas. La tolerancia también resulta un síntoma latente y se caracteriza por la resistencia a los efectos del alcohol.

En cuanto a los síntomas psicológicos, se caracterizan por tres elementos principales: la alteración de la conducta frente al alcohol, la pérdida de control y el deseo intenso de consumirlo. Un concepto presentado por Jellinek[1] fue la pérdida de control, que ayudó en la comprensión de la dependencia alcohólica, ya que la dificultad en el control es uno de los principales fenómenos de la dependencia. El deseo obsesivo e intenso de consumir alcohol (*craving*) resulta otro fenómeno de la dependencia, es decir que el individuo alcoholizado nunca está satisfecho con la cantidad consumida, lo que hace que encuentre incontables motivos para consumir más bebidas alcohólicas.

DEFINICIONES

La mayoría de las personas que beben lo hacen en forma moderada, aunque existen evidencias que el «beber intenso» es cada vez más frecuente y diseminado tanto entre hombres como entre mujeres. De tal modo que la aparición de problemas derivados de ese patrón de beber es cada vez más común, incluso en individuos que no presentan el diagnóstico de dependencia alcohólica.[9]

Cuando los problemas provenientes del uso abusivo de alcohol se hacen frecuentes en las diferentes áreas de actuación del individuo, como en su familia, en su trabajo y en su salud física, hay que investigar criterios para el abuso y la dependencia del alcohol.

PATRONES DE CONSUMO DE ALCOHOL

El concepto de patrones de consumo abarca tanto aspectos médicos como psicosociales del uso de alcohol. Los principales patrones de consumo de alcohol mencionados en la literatura científica son el uso moderado, el beber intenso (BI) y el beber episódico intenso (BEI).

El uso moderado de bebidas alcohólicas es un concepto de difícil definición, dado que se interpreta de maneras diferentes, según la percepción de cada individuo. Usualmente, tal definición se confunde con beber socialmente, lo que supone uso de alcohol dentro de patrones aceptados por la sociedad. Sin embargo, a menudo se ve la moderación de una manera equivocada, como una forma de uso de alcohol que no acarrea consecuencias adversas al consumidor.

La OMS[2] establece que para evitar problemas con el alcohol, el consumo aceptable es de hasta 15 dosis/semana para hombres y 10 para mujeres, siendo que una

Dependencia alcohólica: aspectos clínicos y diagnósticos

dosis equivale a cerca de 350 mL de cerveza, 150 mL de vino o 40 mL de una bebida destilada, considerándose que cada una contiene entre 10 y 15 g de etanol.

El BEI, también denominado *binge drinking*, se define como el consumo de cinco o más dosis de bebidas alcohólicas en una única ocasión en el caso de los hombres, o cuatro o más en el caso de las mujeres, al menos una vez en las últimas dos semanas.

El criterio de BEI del *National Institute on Alcohol Abuse and Alcoholism* (NIAAA)[4] es semejante, definido como el consumo de cinco o más dosis de bebidas alcohólicas en una única ocasión en el caso de los hombres, o cuatro o más en el caso de las mujeres, sin considerar la frecuencia de tal patrón de consumo. La definición de BEI surge de evidencias científicas crecientes que muestran que tales cantidades incrementan el riesgo a un individuo de presentar problemas relacionados al uso del alcohol.

A su vez, el patrón de consumo denominado BI es definido por el NIAAA[4] como cualquier consumo de bebidas alcohólicas por arriba del uso moderado, es decir, el consumo de hasta dos dosis de bebida alcohólica por día en el caso de los hombres, y de hasta una dosis en el caso de las mujeres. Dicho de otro modo, es el patrón de uso de bebidas que excede el uso moderado o los patrones de uso de alcohol socialmente aceptados. Beber intenso es, por lo tanto, un concepto más amplio, que abarca el patrón BEI.

Un cuerpo creciente de evidencias epidemiológicas demuestra en forma consistente que el BI está asociado a una gama significativa de situaciones adversas para la salud y la sociedad, como daños a la salud física, conducta sexual de riesgo, embarazo no deseado, infarto agudo del miocardio, intoxicación alcohólica, caídas y fracturas, violencia (incluyéndose peleas, violencia doméstica y homicidios), accidentes de tránsito, problemas psicosociales (por ejemplo, en la familia y en el trabajo), conducta antisocial y dificultades escolares, tanto en jóvenes como en la población en general, además de estar asociado a un incremento de la mortalidad por todas las causas de enfermedades cardíacas y un riesgo mayor para trastornos psiquiátricos, cáncer y enfermedades gastrointestinales.

CLASIFICACIÓN DE LA DEPENDENCIA ALCOHÓLICA

Cloninger[5] propuso tres dimensiones para la personalidad: la búsqueda de la novedad, la evitación del daño y la búsqueda de recompensa, y clasificó al alcoholismo según dos tipologías (I y II). Babor[6] propuso dos tipologías (A y B) sobre la base del análisis de diecisiete características encontradas en individuos alcohólicos. Se encuentra, aún, la proposición elaborada por Adés y Lejoyeux,[7] que integra la de Cloninger[5] con el alcoholismo primario y secundario, y la de Jellinek, que para clasificar los diferentes niveles de alcoholismo utilizó letras del alfabeto griego.

Cloninger[5] clasificó el alcoholismo tipo I como el derivado del medio, la forma más frecuente, con equivalente frecuencia en ambos sexos, de inicio tras los 20 años de edad, progresión lenta y factores relacionados al medio y a la genética. Mientras que el alcoholismo tipo II fue definido como aquél exclusivamente masculino, con inicio antes de los 20 años de edad, progresión rápida para la dependencia, alteraciones de la conducta durante las fases de intoxicación e impulsividad de conductas y de comunicación, aunque con menor influencia de los factores de riesgo genéticos y del medio.

Babor[6], a su vez, clasificó el alcoholismo tipo A como aquél de inicio tras los 20 años de edad, evolución lenta, con menor frecuencia de psicopatología asociada, mejor pronóstico y menor frecuencia de los trastornos y de los factores de riesgo en la infancia. Mientras que el tipo B fue clasificado como aquél de inicio antes de los 20 años de edad, con mayor frecuencia de alcoholismo familiar, dependencia más grave, mayor frecuencia de asociación con otras drogas y comorbilidad psicopatológica y mayor influencia de los factores de riesgo en la infancia, como conductas agresivas e impulsividad.

Adés y Lejoyeux[7] plantearon una clasificación que integra la clasificación de Cloninger con el alcoholismo primario y secundario, definiendo como alcoholismo primario aquél que abarca un 70% de las formas del alcoholismo, con predominio exclusivo masculino, de inicio antes de los 20 años de edad y fruto de los factores de riesgo biológicos o genéticos. En esa forma de alcoholismo, las conductas están bastante alteradas y con marcada impulsividad, agresividad y búsqueda de sensaciones fuertes, con rápida evolución hacia la dependencia, una vez que implican consumo excesivo, diario e intermitente. El alcoholismo secundario, a su vez, abarca al 30% de las formas de alcoholismo restantes, con predominancia masculina menos marcada, de inicio tras los 20 años de edad, con factores de riesgo que pueden ser biológicos o genéticos, también menos marcados. El gran factor de riesgo es el consumo de alcohol como automedicación, causado por enfermedades ansiosas, depresivas o esquizofrénicas, muchas veces responsables de trastornos de personalidad.

Por otra parte, la clasificación de Jellinek[1,10] define al alcoholismo como cualquier conducta alcohólica que genera algún daño al individuo, a la sociedad o a ambos. Además, hace la distinción entre alcoholismo y conductas alcohólicas, siendo que el alcoholismo pasa por varios niveles, considerándose el proceso de enfermedad y sus síntomas. Al utilizar las letras del alfabeto griego, Jellinek[1] clasificó los niveles de alcoholismo en:

- alcoholismo alfa: definido como alcoholismo social, en el cual se utiliza el alcohol como factor de desinhibición de las relaciones interpersonales y los síntomas son pura y exclusivamente físicos, es decir, derivados de la intoxicación. En este caso no se pone en cuestión la pérdida de control, ni la dificultad de mantenerse en abstinencia. También se define como el rango de problemas ocasionados por el uso de alcohol;
- alcoholismo beta: tipo de alcoholismo en el que las complicaciones físicas son mayores (por ejemplo, gastritis y hepatitis) y pueden persistir aunque no haya dependencia física o psicológica;
- alcoholismo gama: alcoholismo en el que hay un incremento de tolerancia al alcohol, adaptación al metabolismo del alcohol, *craving* y pérdida de control sobre el consumo. En este rango están los alcohólicos crónicos;
- alcoholismo delta: alcoholismo que reúne los tres primeros rasgos del tipo gama, aunque con incapacidad para mantener la abstinencia en lugar de la pérdida de control;
- alcoholismo épsilon: se considera el alcoholismo periódico en el individuo que, tras intervalos de discreta interrupción, vuelve a beber por días seguidos, con pérdida de control y desarrollo de dependencia psicológica severa.

Aunque Jellinek[1] no considera los dos primeros tipos como alcohólicos, tal clasificación no se ha construido como una gradación. Al contrario, fue concebida más bien para indicar los problemas sociales y terapéuticos específicos de cada tipo. Sin embargo, la necesidad de tratamiento no depende del tipo de alcoholismo, sino que se establece según los aspectos individuales y sociales del adicto.

FACTORES DE RIESGO PARA LA DEPENDENCIA ALCOHÓLICA Y ASPECTOS DIAGNÓSTICOS

Para que se desarrolle el alcoholismo son necesarias ciertas características psicológicas o determinados rasgos de personalidad. Sin embargo, ello no quiere decir que existe un «tipo alcohólico» determinado y bien definido, ya que, además de variaciones de temperamento y de carácter (por ejemplo, tendencia a reunir problemas o a manejar en forma defensiva situaciones de conflicto), que producen una inclinación diferente hacia la bebida, hay variaciones que se refieren al patrón individual de consumo de la bebida.

Muchas veces, el alcohol se consume en razón de sus efectos psicodinámicos, siendo importante que, en el proceso de tratamiento de los perjuicios generados por el consumo de alcohol, se busque una mejor socialización del individuo por medio del desarrollo de habilidades sociales para la gestión de conflictos y de una identidad sin el alcohol. Dicha labor es quizá la más significativa, aunque realizada en forma distinta en cada cultura.

Las medidas preventivas, como difusión de conocimiento a las personas involucradas en el tema, inclusión de contenidos relacionados al alcohol en los programas escolares, deliberaciones políticas con el fin de restringir la disponibilidad de bebidas alcohólicas y prohibición del consumo de alcohol en determinados ámbitos por personas impropias a ese consumo (por ejemplo, niños, mujeres embarazadas, enfermos), en lugares inadecuados (por ejemplo, lugares de trabajo donde haya riesgos de accidente) y en momentos inoportunos (por ejemplo, al conducir) ya existen en todas las sociedades donde, en principio, el alcohol está libremente disponible.

Dependencia alcohólica: aspectos clínicos y diagnósticos

Resulta difícil la identificación precoz del alcoholismo, ya que los perjuicios intelectuales, psicológicos y físicos no se muestran tan evidentes en los estadios iniciales. Para tal diagnóstico es válido observar las siguientes indicaciones:[11]

- frecuencia de enfermedades menores (pequeños accidentes, inflamación de la mucosa gástrica, disturbios vegetativos y dolores);
- inestabilidad en la marcha como expresión de un principio de neuropatía;
- síntomas de síndrome de abstinencia de alcohol (mareos y náuseas matinales, temblor, miedo y apatía);
- consumo de alcohol por la mañana;
- costumbre de beber a escondidas;
- cambios de domicilio y de ocupación sin motivo aparente.

Las enfermedades derivadas del consumo de alcohol incluyen acumulación anormal de grasa en el hígado (esteatosis hepática), hepatitis, pancreatitis, enfermedades cardíacas, inestabilidad muscular, neuropatía periférica, atrofia del cerebro, disturbios de coordinación, delirios, alteraciones de humor y demencia causadas por el alcohol (por ejemplo, enfermedad de Korsakoff).[12]

En el IV Manual Diagnóstico y Estadístico de los Trastornos Mentales (DSM-IV)[8] de la Asociación Americana de Psiquiatría se define la dependencia del alcohol como la repetición de problemas ocasionados por el uso de alcohol en al menos tres de las siete áreas de funcionamiento, en un período mínimo de 12 meses. Pone especial énfasis en la tolerancia y/o a los síntomas de abstinencia, condiciones asociadas a un curso clínico de mayor gravedad. La dependencia ocurre en hombres y mujeres de todas las razas y clases socioeconómicas. En la Tabla 1 se muestra un patrón desadaptativo de uso de sustancia, que conduce a un perjuicio o padecimiento clínicamente significativo, manifestado por tres o más de los criterios expuestos, y que ocurre en cualquier momento en el período de 12 meses.

El diagnóstico es predictivo de un curso de problemas recurrentes generados por el uso de alcohol y una consecuente disminución de la expectativa de vida en

El alcohol y sus consecuencias: un enfoque multiconceptual

TABLA 1   CRITERIOS PARA DEPENDENCIA DE ALCOHOL EN EL DSM-IV

Tolerancia: definida por cualquiera de los aspectos siguientes: • necesidad de cantidades progresivamente mayores de la sustancia para alcanzar la intoxicación o el efecto deseado; • marcada reducción del efecto con el uso persistente de la misma cantidad de sustancia.
Abstinencia: manifestada por cualquiera de los aspectos siguientes: • síndrome de abstinencia característico para la sustancia. Consultar los criterios A y B de los conjuntos de criterios para abstinencia de las sustancias específicas; • la misma sustancia (o una sustancia relacionada) consumida para aliviar o evitar síntomas de abstinencia.
La sustancia es a menudo consumida en mayores cantidades o por período más largo que lo pretendido.
Deseo persistente o esfuerzos malogrados de reducir o controlar el uso de la sustancia.
Demasiado tiempo empleado en actividades necesarias para la obtención y utilización de la sustancia o en la recuperación de sus efectos.
Importantes actividades sociales, ocupacionales o recreativas son abandonadas o reducidas en virtud del uso de la sustancia.
Sigue el uso de la sustancia, a pesar de la conciencia de poseer un problema físico o psicológico persistente o recurrente que tiende a ser causado o exacerbado por la sustancia (por ejemplo, utilización actual de cocaína, aunque el individuo reconoce que su depresión es inducida por ella, o consumo persistente de bebidas alcohólicas, aunque el individuo reconoce que una úlcera ha empeorado por el consumo de esa sustancia).

Fuente: APA.[8]

una década o más. Cuando la dependencia del alcohol está ausente, el individuo puede recibir el diagnóstico de abuso si presenta problemas repetidos originados del uso del alcohol en al menos una de las cuatro áreas relacionadas al vivir, es decir, en los ámbitos social, interpersonal y legal, y problemas ocupacionales o persistencia del uso en situaciones de peligro (por ejemplo, beber y conducir), como se puede ver en la Tabla 2.

Sin embargo, cabe subrayar que los síntomas para abuso de alcohol no deben nunca satisfacer los criterios de dependencia para esta clase de sustancia.

Dependencia alcohólica: aspectos clínicos y diagnósticos

TABLA 2   CRITERIOS PARA ABUSO DEL ALCOHOL EN EL DSM-IV

A. Un patrón desadaptativo de uso de sustancia que lleva a perjuicio o padecimiento clínicamente significativo, manifestado por uno (o más) de los aspectos siguientes, y ocurre en un período de 12 meses:
(1) Uso recurrente de la sustancia, que resulta en fracaso en el cumplimiento de obligaciones importantes relativas a su papel en el trabajo, en la escuela o en casa (por ejemplo, repetidas ausencias o bajo desempeño ocupacional; ausencias, sanciones o expulsiones de la escuela; negligencia en el cuidado de los hijos o de las labores domésticas).
(2) Uso recurrente de la sustancia en situaciones en que tal uso representa peligro físico (por ejemplo, al conducir un vehículo u operar una máquina).
(3) Problemas legales recurrentes relacionados a la sustancia (por ejemplo, detenciones por mala conducta).
(4) Uso continuado de la sustancia, a pesar de problemas sociales o interpersonales persistentes o recurrentes causados o exacerbados por los efectos de la sustancia (por ejemplo, discusiones con la pareja acerca de las consecuencias de la intoxicación o peleas físicas).
B. Los síntomas jamás satisfacen los criterios para dependencia de esta clase de sustancia.

Fuente: APA.[8]

PATOLOGÍAS CONSECUENTES DEL ALCOHOLISMO

La dependencia alcohólica trae grandes problemas y consecuencias al individuo, tanto físicas como psíquicas que pueden, en la mayoría de las veces, causar perjuicios en el trabajo, desorganización familiar, conductas agresivas (por ejemplo, homicidios), accidentes de tránsito, exclusión social, entre otros.

Las enfermedades físicas consecuentes del alcoholismo son de origen gastrointestinal, como úlceras, varices esofágicas, gastritis y cirrosis; neuromuscular, como calambres, hormigueos y pérdida de fuerza muscular; o cardiovascular, como la hipertensión; además de impotencia o infertilidad.

Los trastornos mentales, según el DSM-IV,[8] asociados al alcoholismo son el *delirium tremens*; la demencia de Korsakoff;[13] los trastornos psicóticos del humor, trastornos de ansiedad o del sueño y la disfunción sexual.

FORMAS DE TRATAMIENTO

El tratamiento de la dependencia alcohólica implica intervenciones en varios niveles, ya que la enfermedad resulta bastante compleja, ya sea en la etiología o en las implicaciones sociales, profesionales y familiares.

La intervención terapéutica se destina tanto a la dependencia como a la abstinencia del alcohol, y cuenta con algunas intervenciones psicoterapéuticas, dentro de las cuales se encuentran las terapias grupales, como los Alcohólicos Anónimos (AA) y las intervenciones psicofarmacológicas.

PSICOTERAPIAS

Resulta indispensable el seguimiento psicoterapéutico del paciente alcohólico. Discutir con el enfermo las causas que lo empujaron al alcoholismo, establecer estrategias y objetivos son pasos esenciales para un tratamiento eficaz y para el sostén de la abstinencia. De esa forma, las psicoterapias son fundamentales en la intervención terapéutica de la dependencia y abstinencia del alcohol.

Existen incontables métodos de intervención, y aunque ninguno logre comprobar total eficacia, siguen jugando un papel importante en el seguimiento de la maduración psicológica y en la reinserción sociofamiliar de los enfermos.

Dado que el uso del alcohol es capaz de producir consecuencias físicas, intelectuales, psicológicas y sociales para el adicto, los programas de terapia son multidisciplinarios y el tratamiento se realiza a largo plazo, con el objetivo de lograr una abstinencia satisfactoria. Cabe subrayar que los tratamientos se vuelcan tanto hacia el individuo acometido como hacia los familiares.

Aunque en los últimos tiempos los principios de la terapia conductual, que buscan llevar a los individuos que beben en exceso o en forma abusiva a beber de manera controlada y socialmente aceptada, han sido utilizados con algún éxito. La experiencia todavía hace que la mayoría de los expertos sea escéptica en creer que ese tipo de terapia pueda llevar alcohólicos a beber en forma controlada.

Incluso los tratamientos psicológicamente profundos y a largo plazo obtienen poco éxito con los adictos al alcohol. Los programas empleados en la actualidad son, en general, conducidos de manera multidisciplinaria y buscan que el alcohólico mantenga una abstinencia más prolongada, asociada al logro de un estado de salud ideal y a la disminución de los daños sociales causados por el sujeto en su círculo de convivencia. Se implementan medidas en forma de programas de corto, mediano y largo plazos y son exitosas, sobre todo cuando logran conducir a los pacientes a un seguimiento ambulatorio continuo por un profesional y a actividades realizadas en grupos de ayuda mutua (por ejemplo, AA).

El apoyo social empieza, idealmente, con la información recogida en el ámbito social (investigación del problema y diagnóstico social) y del plan de intervención resultante.

El tratamiento del alcoholismo se plantea a partir de dos clases de enfoques:

- ayuda individual: intento de construir una relación que ayude a fortalecer el ego del alcohólico por medio de la oferta de cuidado y atención sin restricciones. Los medios comprobados para tal enfoque son el estímulo, el compartimento de informaciones, el alivio de las presiones emocionales, la discusión de los problemas, el desarrollo de conductas positivas, el enfrentamiento con reacciones conductuales inadecuadas, la intervención directa para modificar la situación real y el establecimiento de límites y barreras;
- ayuda de grupo: consiste en la participación en grupos de ayuda mutua, con personas con intereses comunes o de individuos igualmente acometidos. Las conductas problemáticas provocan reacciones en los demás integrantes del grupo y hacen posibles nuevas experiencias y cambios en la conducta y en la manera como se viven las situaciones. El grupo ofrece apoyo emocional y aceptación; de ese modo, los miedos, las desconfianzas, las agresiones y las frustraciones se pueden asimilar, posibilitando que el individuo maneje de un modo más positivo la realidad y sus exigencias, que gane autoconfianza y comprensión hacia los otros y se haga más tolerante ante los fracasos y las decepciones.

Las contribuciones científicas para la comprensión de las causas del alcoholismo se pueden clasificar en cuatro modelos, en parte opuestos y en parte complementarios:

- modelo psicoanalítico: el consumo de drogas, especialmente la embriaguez, es considerado un momento de regresión basado en una estructura premórbida de personalidad que, a su vez, remite a un disturbio anterior en la relación madre/hijo. En tal ámbito teórico, términos como «orgasmo farmacogénico", «fetiche sustituto para el seno materno», «canibalismo», «narcisismo» y «coprofagia» son importantes para la explicación del fenómeno;
- modelo psicopedagógico: ve en el consumo de cada tipo de droga una conducta adquirida en las interacciones sociales, reforzada por normas de la sociedad o de la cultura. Las experiencias positivas con la sustancia en el estadio inicial de la dependencia también pueden reforzar su consumo. A este ámbito teórico pertenecen términos como «modelo de aprendizaje», «ambiente terapéutico», «presión social», «autocontrol» y «capacidad de aplazamiento de la satisfacción»;
- modelo sociológico o de la teoría de la socialización: ve en el consumo de drogas, entre otras cosas, la expresión de una determinada situación social o de un determinado ambiente familiar. A eso se suman factores condicionales, como cambios culturales y factores político-sociales. A este ámbito teórico pertenecen términos como «crianza represiva/permisiva", «*status* socioeconómico», «mundo del orden establecido», «consumo insaciable» y «anonimato»;
- modelo multifactorial: ve el consumo de drogas como el efecto simultáneo de muchos factores que interactúan mutuamente. Este modelo se remonta a los esfuerzos de definición de la OMS, pero fue adaptado en la literatura técnica europea. Los rasgos individuales que llevan al desarrollo de la dependencia de drogas se resumen, en este ámbito teórico, a «drogas», «personalidad del consumidor de drogas» y «sociedad» (o círculo social).

Por motivos bastante comprensibles, el modelo multifactorial se ha mostrado como el más útil para el trabajo en la práctica, ya que no existe una causa común para el consumo de drogas, tal como no existe un sólo tipo de consumidor. En verdad, lo que se encuentra en la historia de vida del alcohólico y de los adictos a otras drogas son múltiples factores que se suman, y forman una red de condiciones, cuya única consecuencia o solución posible se encuentra en las conductas adicionales. A la vez, resulta evidente que es difícil predecir cuál droga va a elegir el consumidor según su historia de vida y el ambiente social. Esa elección depende más de ofertas y encuentros fortuitos.

En la literatura científica, existen pruebas consistentes de que el tratamiento de la dependencia de alcohol ofrece resultados positivos a quienes se sujetan a él. Cerca de un 70% de los pacientes manifiesta una reducción en el número de días en que hay consumo de alcohol y presenta una mejora dentro de un plazo de seis meses. Además, el tratamiento ofrece mejoras en el funcionamiento familiar del alcohólico, en la vida conyugal y en la salud mental.

TRATAMIENTO FARMACOLÓGICO

Durante varios años, las intervenciones farmacológicas se restringieron al tratamiento del síndrome de abstinencia del alcohol y al uso de drogas de rechazo. En los últimos diez años, la naltrexona y el acamprosato se han planteado como importantes intervenciones adyuvantes al tratamiento psicosocial del síndrome de dependencia alcohólica. Más recientemente, los fármacos ondansetrón y topiramato han surgido como prometedoras estrategias terapéuticas, aunque en fase de aprobación.[14]

DISULFIRAM

El disulfiram (DSF) es un inhibidor irreversible e inespecífico de las enzimas que descomponen el alcohol en el estadio de acetaldehído. Al inhibir la enzima acetaldehído deshidrogenasa (ALDH), ocurre una acumulación de acetaldehído en el organismo, que lleva a la reacción etanol-disulfiram.

Las contraindicaciones para el uso son: cirrosis hepática con hipertensión porta; mujeres embarazadas, debido al riesgo de anomalías congénitas, al síndrome mental orgánico y al perjuicio de la capacidad de comprensión del riesgo de la reacción etanol-disulfiram. El DSF fue la primera intervención farmacológica aprobada por la *Food and Drug Administration* (FDA) para el tratamiento de la dependencia de alcohol. Los pacientes se deben abstener del uso de alcohol en forma total y poseer una cabal comprensión acerca de los riesgos y principios del tratamiento.

El DSF oral supervisado se muestra eficaz cuando forma parte de un tratamiento de enfoque psicosocial en el que se crean nuevas habilidades sociales por medio de orientación, además de actividades de resocialización y recreativas que estimulen la abstinencia.

El DSF es una medicina con buena tolerabilidad, mientras que la hepatitis como un efecto adverso es raro y ocurre sobre todo tras dos meses de tratamiento. Se recomienda monitorear la función hepática a cada tres meses en la fase de mantenimiento. En el primer mes de tratamiento, dichas pruebas de laboratorio se pueden realizar cada dos semanas.

La dosis habitual es de 250 mg/día en toma única diaria, tras un intervalo de al menos 12 horas de abstinencia. Los pacientes también se pueden beneficiar con dosis de 500 mg/día. La duración recomendada para el tratamiento es de un año.

NALTREXONA

La naltrexona es un antagonista opioide utilizado como coadyuvante de las intervenciones psicosociales en el tratamiento ambulatorio del alcoholismo debido a su actuación como atenuante de los efectos placenteros del consumo de alcohol.

En 1995, la FDA aprobó la naltrexona para el tratamiento del alcoholismo, ya que el alcohol estimularía indirectamente la actividad opioide endógena al promover la liberación de los péptidos endógenos (encefalinas y beta-endorfinas) en la hendidura sináptica. Las principales contraindicaciones para el uso de naltrexona son las enfermedades hepáticas agudas y crónicas.

El principal efecto adverso de la naltrexona son las náuseas, que en general coincide con los niveles plasmáticos alcanzados en un período de hasta 90 minutos tras la ingestión del fármaco.

La posología recomendada de naltrexona en el tratamiento del alcoholismo es de 50 mg/día. El esquema terapéutico consiste en la prescripción de 25 mg/día en la primera semana de tratamiento, con vistas a disminuir la incidencia y gravedad de los efectos adversos. Tras ese período, se puede elevar la dosis a 50 mg/día.

Los ensayos clínicos con naltrexona postulan un período de 12 semanas para el tratamiento. Al parecer, la naltrexona mantiene las tasas de recaídas hasta el quinto mes luego de su suspensión. Se debe realizar el monitoreo mensual de los valores de bilirrubina total y sus fracciones y el de las transaminasas séricas en los tres primeros meses, y luego a cada tres meses. Si las elevaciones de las transaminasas persisten, se debe suspender el uso de la naltrexona.

ACAMPROSATO

El acamprosato (acetil homotaurinato de calcio) inhibe la actividad excitatória glutamatérgica, actuando probablemente en un subtipo de los receptores de glutamato (NMDA), en especial cuando hay hiperactividad de esos receptores, y fue aprobado en países europeos para el tratamiento de la dependencia alcohólica.

El acamprosato ha sido considerado un coagonista parcial del receptor NMDA. Hay indicios de que este fármaco reduce la recaptación del calcio inducida por el glutamato en las neuronas, suprime las respuestas condicionadas al etanol en animales adictos, reduce los efectos de rechazo de la retirada del alcohol e inhibe la hiperexcitabilidad cerebral del glutamato. El acamprosato presenta buena absorción oral, que sin embargo se ve perjudicada por la ingestión concomitante de alimentos. Además, el acamprosato no presenta unión a proteínas. Tales características sugieren que este agente no presenta interacciones medicamentosas significativas. Aquellos pacientes con insuficiencia hepática también pueden recibir el acamprosato, dado que no hay alteración en la farmacocinética de la droga.

En general, los efectos adversos referidos son cefalea, dolor abdominal, náuseas y vómitos o efectos dermatológicos, como prurito, erupción cutánea máculo-papular y reacciones en forma de llagas. También se han reportado náuseas, confusión mental, somnolencia y alteración en la libido.

El acamprosato se puede administrar en pacientes adictos al alcohol con más de 60 kg. Se indican dos píldoras de 333 mg en tres tomas diarias, siempre antes de las comidas. La mayoría de los estudios orienta la administración de este fármaco a pacientes con menos de 60 kg en dosis menores, es decir, sólo una píldora de 333 mg en los tres períodos del día. El tiempo de mantenimiento de la medicación es variable; los ensayos clínicos realizados utilizan la droga por 6 a 12 meses.

CONSIDERACIONES FINALES

La cuestión de cómo reaccionar frente a los diferentes patrones de consumo de alcohol, a la industria de bebidas alcohólicas y al problema del alcoholismo es una posición arbitraria que impone a las familias, a las ciudades y a las naciones la creación de incontables medidas de intervención responsables de la definición de las siguientes aspiraciones:

- una cultura de la abstinencia o una sociedad cuyo ideal es estar libre de los medios que causan dependencias;
- una cultura ambivalente o una sociedad en la cual el consumo es un ritual excepcional;
- una cultura permisiva, es decir, una sociedad de libertades individuales y arbitrariedades;
- una cultura funcionalmente inquieta o una sociedad que se destruye a sí misma o que es destruida por el alcohol.

¿En cuál de esos ambientes se vive mejor?

REFERENCIAS BIBLIOGRÁFICAS

1. Jellinek EM. The disease concept of alcoholism. New Brunswick: Hillhouse Press, 1960.
2. World Health Organization – WHO. Global status report on alcohol. Genebra: WHO, 2004.
3. Dubowski KM. Absorption, distribution and elimination of alcohol: highway safety aspects. J Stud on Alcohol 1985; (Suppl.10):98-108.
4. National Institute on Alcohol Abuse and Alcoholism – NIAAA. Helping patients who drink too much: a clinician's guide, National Institute on Alcohol and Alcoholism. 2005. Disponible en: pubs.niaaa.nih.gov/publications/Practitioner/CliniciansGuide2005/guide.pdf.
5. Cloninger CR. Asystematic method for clinical description and classification of presonality variations. A proposd. Arch Gen Psych, 1987;44(6):573-88.
6. Babor TF, Hofmann M, DelBoca FK et al. Types alcoholics. 1.Evidence for an empirically derived tipology based on indicators of vulnerability and severity. Arch Gen Psych, 1992. 49(8):599-608.

7. Adés J, Lejoyeux M. Comportamentos alcoólicos e seu tratamento. 2.ed. Lisboa: Climepsi Editores, 2004.
8. American Psychiatric Association – APA. Diagnostic and statistical manual of mental disorders (DSM-IV). 4.ed. Washington: American Psychiatric Association, 1994.
9. Silveira CM, Pang W, Andrade A, Andrade LH. Heavy Episodic drinking in the São Paulo epidemiologic catchment area study in Brazil: gender and socio-demographic correlates. J of Stud on Alcohol 2007; 68:18-27.
10. Jellinek EM. Phases of alcohol addiction. Q J Stud 1952; 13(4):673-84.
11. Morse RM, Flavin DK. The definition of alcoholism. The Joint Committee of the National Council on Alcoholism and Drug Dependence and the American Society of Addiction Medicine to Study the Definition and Criteria for the Diagnosis of Alcoholism. JAMA 1992; 268:8
12. Mincis M, Chebli MFJ, Khouri ST, Mincis R. Etanol e o trato gastrointestinal. Arq Gastroenterol 1995; 32(3):131-9.
13. Zubaran C, Fernandes J, Martins F, Souza J, Machado R, Cadore M. Clinical and neurophatological aspects of Wernicke-Korsakoff syndrome. Rev Saúde Pública 1996; 30:6.
14. Andrade AG e Cruz MS. Alcoolismo: recursos terapêuticos e agentes farmacológicos promissores. J Bras Psiquiatr 2005; 54(4):270-276.

BIBLIOGRAFÍA

1. Dilling H, Mombour W, Schmidt MH. Internationale klassifikation psychischer störungen. ICD-10, Kapiel V (F). Bern Göttingen Toronto/Seattle, 2000.
2. Feuerlein W. Alkoholismus – Missbrauch und Abhängigkeit. Stuttgart 1989.
3. Fleisch E, Haller R, Heckmann W (orgs.). Suchtkrankenhilfe. Lehrbuch zur Vorbeugung, Beratung und Therapie. Weinheim: Basel, 1997.
4. Gastpar M, Mann K, Rommelspacher H (orgs.). Lehrbuch der Suchterkrankungen. Stuttgart. New York: thieme, 1999.
5. Gerdes K, von Wolfersdorf C. Ehlert Drogenszene – suche nach Gegenwart. Stuttgart:Enke, 1974.
6. Krasney DE. Sozialrechtliche Vorschriften für die Behandlung Suchtkranker. Kassel: Nicol, 1992.
7. Kielholz P, Ladewig D. Die Drogenab hangigkeit des modernen Menschen. München: Lehmanns,1972.
8. Richter G, Rommelspacher H, Spies C (orgs.). Alkohol nikotin kokain... und kein ende? Suchtforschung, suchtmedizin und suchttherapie am beginn des neuen jahrzehnts. Lengerich: Pabst, 2002.
9. Seitz HK, Lieber CS, Simanowski UA (orgs.). Handbuch alkohol. Heidelberg: Barth, 2000.
10. Steinbrecher W, Solmos H (orgs.). Sucht und missbrauch. Stuttgart: Thieme 1975.

Consumo nocivo de alcohol entre estudiantes europeos: resultados del ESPAD

Salme Ahlström

INTRODUCCIÓN

El Estudio de Datos del Consumo Nocivo de Alcohol y Drogas en Escuelas Europeas (ESPAD) es una investigación importante y acumula información fundamental sobre el consumo de alcohol por adolescentes de varios países europeos.[1-3]

Dicho estudio sobre el consumo de alcohol y drogas entre jóvenes europeos de 15 a 17 años de edad se llevó a cabo en varios países y fue conducido, por primera vez, en 1995. El segundo y tercero ESPAD tuvieron lugar en los años 1999 y 2003, respectivamente, y la recolección de datos más reciente es del 2007.

DATOS Y METODOLOGÍA

MUESTRAS

En 2003, se recolectaron datos del ESPAD en 35 países de Europa.[3] Se trata de un estudio transversal con alumnos de colegios secundarios, nacidos en 1987, con promedio de edad entre 15 y 16 años. Se determinaron el número de muestras

El alcohol y sus consecuencias: un enfoque multiconceptual

para representar cada nación, variando de 555 muestras en Groenlandia a cerca de 6.000 en Polonia (Tabla 1).

Las muestras utilizadas en dicha comparación fueron de alumnos que relataron:

- prevalencia de abstinencia por un período de 12 meses;
- prevalencia de consumo de alcohol al menos 40 veces durante la vida;
- prevalencia de consumo de alcohol hasta la embriaguez al menos 20 veces durante la vida;
- prevalencia de problemas relacionados al consumo de alcohol.

Las cuestiones planteadas en el cuestionario se repartieron en cuatro rangos:

- problemas individuales:
  - bajo desempeño en la escuela o en el trabajo;
  - daños a objetos personales;
  - pérdida de dinero u otras pertenencias de valor;
  - accidentes o lesiones que han demandado atención hospitalaria o de urgencias;
- problemas de relación:
  - peleas o desavenencias;
  - problemas de relación con amigos, padres y profesores;
- problemas sexuales:
  - práctica de sexo y arrepentimiento al día siguiente;
  - práctica de sexo sin preservativo;
- problemas de delincuencia:
  - participación en una pelea;
  - robo (víctima o agente);
  - problemas con la policía.

Consumo nocivo de alcohol entre estudiantes europeos: resultados del ESPAD

TABLA 1   NÚMERO DE ALUMNOS PARTICIPANTES E ÍNDICES DE RESPUESTAS DE LOS PAÍSES DEL ESPAD EN 2003

País	Número de alumnos participantes	Índice de respuestas (%)[a]
Alemania	5.110	89[b]
Austria	2.402	90
Bélgica	2.320	81[b,c]
Bulgaria	2.740	85
Chipre	2.152	88
Croacia	2.884	88
Dinamarca	2.978	89
Eslovaquia	2.276	87
Eslovenia	2.785	88
Estonia	2.463	86
Finlandia	3.543	91
Francia	2.199	91
Grecia	1.906	83
Groenlandia	555	68[d]
Hungría	2.677	82
Isla de Man	721	85[b]
Islas Faroe	640	91
Irlanda	2.407	96
Islandia	3.348	81
Italia	4.871	98
Letonia	2.841	84[b]
Lituania	5.036	88
Malta	3.500	83
Noruega	3.833	87[d]
Países Bajos	2.095	93[b]
Polonia	5.964	85
Portugal	2.946	96
Reino Unido	2.068	84[b]
República Checa	3.195	95
Rumania	4.371	84
Rusia	1.925	80[b]
Suecia	3.232	87
Suiza	2.613	83
Turquía	4.177	91
Ucrania	4.173	83

(a) alumnos de aulas/grupos participantes; (b) índice calculado sobre la base de las aulas/grupos participantes; (c) un 93% en escuelas cuya lengua oficial es el belga y un 72% en escuelas cuya lengua es el francés; (d) una estimación no basada en informes de aula. Muestra la proporción de alumnos participantes en relación a todos los alumnos nacidos en el país en 1987, y no en relación a los alumnos de las aulas/grupos participantes.

Fuente: ESPAD.[3]

RESULTADOS

PREVALENCIA Y ABSTINENCIA

El mayor índice de abstinencia entre estudiantes europeos se encontró en Islandia (36%). En otros países nórdicos, en los cuales el gobierno mantiene control sobre la venta de alcohol, como Finlandia, Noruega, Suecia e Islandia y donde es costumbre consumir demasiado alcohol, cerca del 20% de los estudiantes entre 15 y 16 años de edad no habían consumido bebida alcohólica en los 12 meses previos.

Hace unas décadas, había una distinción más clara entre los países de Europa en relación a la preferencia por bebidas. En el norte de Europa, por ejemplo, los ciudadanos preferían bebidas destiladas; mientras que en los países en que los ciudadanos eran descendientes de anglosajones, la preferencia era cerveza. Sin embargo, en las últimas décadas, la manera de beber mostró cambios; ya no existen costumbres relacionadas a determinadas bebidas, sino un consumo generalizado de cualquier bebida que contenga alcohol.

En algunos países del sur de Europa, donde el hábito de beber vino es antiguo y es el responsable de que esos países presenten un consumo de alcohol más alto, también las tasas de abstinencia han sido altas (26% en Portugal y 20% en Francia) (Tabla 2).

La tasa de abstinencia en Grecia, país que también consume bastante vino, fue únicamente de un 9%. En países que prefieren la cerveza, como Austria, República Checa, Dinamarca, Alemania e Inglaterra se encontraron tasas igual o más bajas. En muchos países, la tasa de abstinencia era más baja entre muchachas en comparación con los muchachos.

La frecuencia del consumo de alcohol entre jóvenes adolescentes todavía se presenta relativamente baja. Entre casi todos los países estudiados en el ESPAD, menos de la mitad de los estudiantes entre 15 y 16 años de edad fueron considerados consumidores frecuentes, es decir, que consumieron alcohol más de 40 veces durante la edad límite del estudio (Tabla 2).[3] El único país en el cual un 50% de los estudiantes entrevistados relataron consumo frecuente de alcohol fue Dinamarca.

Consumo nocivo de alcohol entre estudiantes europeos: resultados del ESPAD

TABLA 2   PREVALENCIA DE VARIOS INDICADORES DE CONDUCTA DE CONSUMO DE ALCOHOL ENTRE ADOLESCENTES DE 15 Y 16 AÑOS EN LOS PAÍSES DEL ESPAD EN 2003

País	Prevalencia de abstinencia (%)	Prevalencia de haber bebido al menos en 40 ocasiones (%)	Prevalencia de intoxicación en al menos 20 ocasiones (%)
Alemania	7	37	12
Austria	7	48	21
Bélgica	14	36	7
Bulgaria	14	27	10
Chipre	21	21	2
Croacia	18	27	9
Dinamarca	5	50	36
Eslovaquia	10	34	14
Eslovenia	17	25	15
Estonia	13	32	26
Finlandia	20	20	26
Francia	20	22	3
Grecia	9	35	3
Groenlandia	27	13	21
Hungría	16	21	11
Isla de Man	6	45	29
Islas Faroe	24	32	24
Irlanda	12	39	30
Islandia	36	14	16
Italia	18	24	5
Letonia	13	26	14
Lituania	6	38	21
Malta	10	33	4
Noruega	24	15	14
Países Bajos	15	45	6
Polonia	15	27	10
Portugal	26	14	3
Reino Unido	9	43	27
República Checa	5	46	18
Rumania	20	18	3
Rusia (Moscú)	14	39	15
Suecia	23	17	17
Suiza	12	27	10
Turquía	65	7	1
Ucrania	16	22	18

Fuente: ESPAD.[3]

El alcohol y sus consecuencias: un enfoque multiconceptual

Otros países que presentaron altas proporciones de consumidores frecuentes de alcohol fueron Austria, República Checa, Holanda, Irlanda e Inglaterra.

Las proporciones más bajas de consumidores frecuentes se encontraron en Groenlandia, Islandia, Noruega y Portugal. En la mayoría de los países, los muchachos relataron haber bebido por lo menos 40 veces o más durante la vida.

PREVALENCIA DURANTE LA VIDA DEL BEBER HASTA EMBRIAGARSE

En muchas culturas, el beber hasta embriagarse es un rasgo de los adolescentes y adultos jóvenes, en el cual los muchachos son más propensos a esa conducta que las muchachas.[3-5] Según los estudios del ESPAD, es común que alumnos beban hasta embriagarse; sin embargo, la prevalencia de embriaguez varía considerablemente entre los países (Tabla 2). En países nórdicos y bálticos, así como en Austria, República Checa, en Irlanda e Inglaterra, alrededor de un 20% de los alumnos dentro de la edad investigada relató haber consumido excesivamente alcohol en por lo menos veinte ocasiones. Ya en los países de sur de Europa, como Bélgica y Holanda, sólo un 5% o menos relataron haber presentado una conducta semejante. En los países de Europa Central y de Europa Oriental hubo una variación del 5 al 20% en la proporción de alumnos que relataron haber consumido alcohol en patrón *binge*.

FRECUENCIA DEL ACTO DEL BEBER HASTA EMBRIAGARSE

A partir de los datos del ESPAD, es posible analizar la conducta de los jóvenes que consumen alcohol a menudo o para embriagarse. En los países que producen vino (Francia, Grecia, Italia y Portugal) el consumo de alcohol por adolescentes se puede caracterizar como frecuente, aunque moderado.[6] Eso contrasta con los países nórdicos, en los cuales el consumo de alcohol se puede considerar relativamente bajo entre los estudiantes. Sin embargo, cuando tiene lugar la ingestión de bebida alcohólica por parte de esos jóvenes en general la finalidad es la embriaguez.

En Dinamarca, Irlanda e Inglaterra, donde hay preferencia por la cerveza, los estudiantes beben con frecuencia y hasta embriagarse (Figura 1). Aunque eso no

Consumo nocivo de alcohol entre estudiantes europeos: resultados del ESPAD

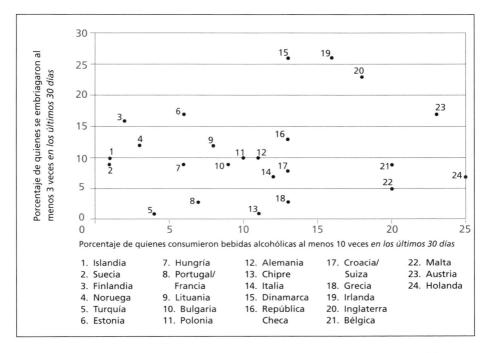

Figura 1 Frecuencia con que estudiantes entre 15 y 16 años de los países del ESPAD en 2003 bebieron y se embriagaron en los últimos 30 días. (Véase figura en Cuaderno a color.)

ocurra en todos los países que prefieren la cerveza, en Alemania, República Checa y Bélgica se ha demostrado que los hábitos de consumo no están asociados a las bebidas alcohólicas y que ciertos tipos de bebidas se pueden utilizar de manera cotidiana como parte de la tradición alimentaria. Sin embargo, los patrones predominantes de ingestión de alcohol se relacionan con las bebidas alcohólicas preferidas por dichos estudiantes.

DIFERENCIAS DE GÉNERO

El género y la edad son factores importantes que influyen en el patrón de consumo alcohólico. En casi todas las sociedades del mundo, los varones, tanto jóve-

El alcohol y sus consecuencias: un enfoque multiconceptual

nes como adultos, beben más que las mujeres en general. Sin embargo, durante la adolescencia, el modo de consumo de alcohol no difiere demasiado por género, de manera que, al inicio de la juventud, adolescentes del sexo femenino pueden beber con más frecuencia que los del sexo masculino. Esto estaría asociado al hecho de que la madurez llega más temprano para el sexo femenino que para el masculino. Además, en muchos casos, las adolescentes todavía están formando los lazos familiares o no poseen otros tipos de responsabilidades. Asimismo, cuando pasan de la fase de la adolescencia hacia la de jóvenes adultas, el consumo de bebidas alcohólicas disminuye en forma gradual, según se van haciendo mayores.[7]

El estudio del ESPAD y otros análisis científicos muestran que muchos países europeos presentan una convergencia de los géneros masculino y femenino según los patrones de consumo de alcohol, lo cual complica aún más la distinción de ambos grupos en relación al género.[3,4,8] Por ejemplo, aunque el consumo de cerveza y bebidas destiladas sea más frecuente entre muchachos que entre muchachas, las prevalencias de consumo son prácticamente iguales entre los géneros. De la misma forma, en la mayor parte de los países estudiados, la frecuencia de embriaguez es bastante semejante para ambos sexos.[3] La convergencia en los patrones de consumo de alcohol es particularmente obvia en los países nórdicos, en Irlanda y en Inglaterra. Sin embargo, en los países del sureste de Europa la diferenciación entre los dos géneros todavía existe.

PROBLEMAS DERIVADOS DEL CONSUMO DE ALCOHOL

El número de estudiantes que presentaron problemas relacionados al consumo de alcohol es bastante alto en algunos países del ESPAD. El problema individual más señalado por los estudiantes ha sido los daños causados a objetos personales, con índice promedio del 12%. Otros problemas mencionados han sido la pérdida de dinero u otros objetos valiosos (8%) y los accidentes y las lesiones (6%). Los otros tópicos han sido mencionados sólo por un 2%-3% de alumnos.

El problema de relación más nombrado por los estudiantes ha sido pelea o desavenencia, con un promedio del 11%. Otros temas mencionados han sido los problemas de relación con padres (8%) y con amigos (6%). Sólo un 2% de estudiantes han indicado tener problemas con profesores. En la cuestión relacionada con los problemas sexuales, los indicadores son iguales en ambos sexos, con un promedio del 5%.

En Irlanda, se retiraron del cuestionario los tópicos problemas con profesores y problemas sexuales. Los porcentajes más elevados de estudiantes que presentaron problemas personales se encuentran en Lituania (14%), en Irlanda, Isla de Man e Inglaterra (13%) y en Dinamarca (12%). Las proporciones más pequeñas se encuentran en Chipre, Francia, Grecia y Turquía (2%) y en Bélgica, Italia, Malta, Portugal y Suiza (3%).

En lo que respecta a los problemas de relación, se han encontrado las tasas más altas en Lituania (19%), Dinamarca (15%), Finlandia (12%), Groenlandia, Irlanda (10%) y en la Isla de Man (10%), que contrasta con los índices de Chipre, Grecia y Turquía (2%), y de Italia, Holanda y Portugal (3%).

Al comparar la cuestión sexual en forma individual, algunos países como Groenlandia e Isla de Man presentan índices significativos de problemas relacionados a la sexualidad, con tasas de un 17 y un 13%, respectivamente. Además, los estudiantes de esos países manifestaron haber vivido algún tipo de experiencia sexual problemática. Otros países que indicaron variables altas fueron Dinamarca e Inglaterra, con un 9%, seguidos por Finlandia, con un 8%.

Lituania presenta el índice más alto (10%) de problemas relacionados a la delincuencia; le siguen Irlanda y la Isla de Man (9%), y Dinamarca e Inglaterra (8%). Otros países como Bélgica, Francia, Italia, Malta, Holanda, Portugal, Suiza y Turquía, aunque con índices bajos (2%), presentan los mismos problemas. En Chipre y Grecia también se han encontrado estudiantes con problemas de delincuencia (1%).

En la Figura 2, se visualiza el patrón de problemas encontrados en los países estudiados según el número de temas en los cuales el país ha alcanzado el mayor promedio. De ese modo, para cada problema y cada país, se suma y resume el número de temas marcados por encima del promedio.

La mayor suma de temas que excedieron el promedio se encontró en Dinamarca y en la Isla de Man (13 por encima del promedio); mientras que Finlandia y

El alcohol y sus consecuencias: un enfoque multiconceptual

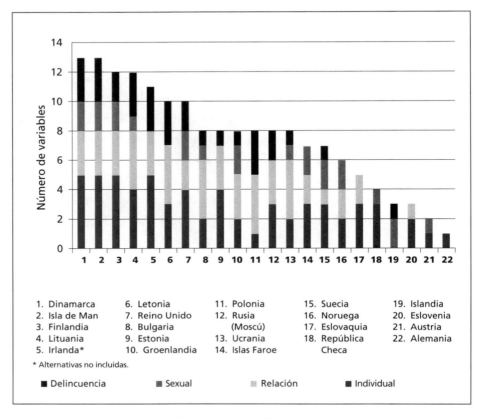

Figura 2   Problemas generados por el alcohol vividos por estudiantes entre 15 y 16 años pertenecientes a los países del ESPAD en 2003. El número de variables dentro de cada «grupo de problemas», relativo al porcentaje de cada país, excede el promedio de todos los países. (Véase figura en el Cuaderno a color.)

Lituania presentaron 12 por encima; Irlanda, 11; y Letonia e Inglaterra, 10. Los países con más problemas relacionados fueron los nórdicos, bálticos y las Islas Británicas.

Los países cuyos porcentajes no han excedido los promedios son en su mayoría del Mediterráneo, con pocos países en Europa Central.

En la mayor parte de los tópicos de problemas, los promedios no muestran un patrón claro entre los géneros. Los promedios en el tópico relaciones individuales y problemas individuales según género son iguales tanto para muchachos como para muchachas. El único tópico de problemas que ha revelado una diferencia entre los géneros resultó ser el de delincuencia, en lo cual los muchachos indicaron ese hecho con más frecuencia que las muchachas (6% *versus* 3%). Como los varones se involucran más en peleas que las muchachas, los promedios obtenidos para ese tipo de problemas han sido del 10% y del 5%, respectivamente.

El patrón de diferencia más pequeño entre muchachos y muchachas también se encuentra en la mayoría de los países. Cuando hay diferencias, el promedio usualmente es más alto entre los muchachos. Asimismo, en la mayoría de los países nórdicos y de las Islas Británicas, más muchachas relataron problemas sexuales relacionados a su propio consumo de alcohol.

RESUMEN Y DISCUSIÓN

El consumo de alcohol resulta una conducta social adquirida por el contacto con otros individuos, como padres y compañeros. Es decir que la conducta de adolescentes que beben está directamente relacionada al medio cultural y a la manera de consumo de la totalidad de la población. Algunos estudios internacionales demuestran que los patrones de consumo de alcohol varían demasiado, no únicamente entre países y culturas distintas, sino también entre grupos de poblacionales dentro de los mismos países.[9]

Aunque existan similitudes, la manera de los adolescentes de consumir alcohol es demasiado diferente de la manera de los adultos y presentan algunas características especiales según las condiciones de vida de los jóvenes entre 15 y 16 años de edad, que son bastante distintas a las condiciones de un adulto. Los medios de comunicación (en especial la industria de la propaganda), la Internet y la cultura internacional de la juventud, por ejemplo, afectan bastante más los patrones de consumo de alcohol de los adolescentes que el de los adultos.[10,11]

Una de las diferencias entre patrones de consumo de alcohol entre jóvenes se refiere al género. En casi todos los países, los hombres beben con más frecuencia y consumen mayores cantidades de alcohol que las mujeres.[12] Sin embargo, entre los adolescentes, en especial en el inicio de la pubertad, las diferencias son escasas o inexistentes.

En otros análisis, y según datos del ESPAD, se ha constatado que las diferencias entre los géneros relacionadas a la embriaguez fueron mayor en Francia y Portugal que en Hungría y Grecia.[12] Es posible que un fuerte control social actúe como prevención de la embriaguez, en especial entre muchachas de Francia y Portugal, aunque en países nórdicos y bálticos dicho control ya existe. En países como Islandia, Noruega, Suecia y Finlandia existe, hace tiempo, una tradición formal para el control del consumo de alcohol entre jóvenes, en el que se prohibe el consumo de alcohol a menores de 21 años de edad.

Además, consumir alcohol hasta embriagarse es un rasgo más prevalente en los adolescentes que en los adultos; por ese motivo, la mayoría de los problemas relacionados al alcohol y que afectan a los adolescentes proviene de períodos de consumo intenso y de embriaguez más que de consumo crónico de alcohol, dado que pocos de ellos consumen grandes cantidad de alcohol regularmente. En contraste, los adultos de más edad se quejan más de los efectos adversos y colaterales (por ejemplo, cirrosis), que resultan de un consumo prolongado de alcohol.

Dado que los datos recolectados por investigadores acerca de los patrones de consumo de alcohol se basan en informaciones obtenidas en Europa y Norteamérica, resulta difícil hacer comparaciones globales de los patrones de consumo. Para ello, las investigaciones científicas deberían focalizarse más en otras zonas, además de Norteamérica y Europa, y el seguimiento de los participantes debería ser más prolongado (por ejemplo, en estudios longitudinales) para que sea posible evaluar de una mejor manera los hallazgos de estudios transversales.

REFERENCIAS BIBLIOGRÁFICAS

1. Hibell B, Andersson B, Bjarnason T, Kokkevi A, Morgan M, Narusk A. The 1995 ESPAD report. Alcohol and other drug use among students in 26 European countries. Stockholm: Swedish Council for Information on Alcohol and Other Drugs, 1997.

2. Hibell B, Andersson B, Ahlström S, Balakieva O, Bjarnason T, Kokkevi A et al. The 1999 ESPAD report. Alcohol and other drug use among students in 30 European countries. Stockholm (Sweden): Swedish Council for Information on Alcohol and Other Drugs, 2000.

3. Hibell B, Andersson B, Bjarnason T, Ahlström S, Balakieva O, Kokkevi A et al. The ESPAD report 2003. Alcohol and other drug use among students in 35 European countries. Stockholm: Swedish Council for Information on Alcohol and Other Drugs, 2004.

4. Currie C, Roberts C, Morgan A, Smith R, Settertobulte W, Samdal O. Young people's health in context. Health behaviour in school-aged children (HBSC) study: international report from the 2001/2002 survey. Health policy for children and adolescents. n.4. Genebra: World Health Organization, 2004.

5. Kuntsche E, Rehm J, Gmel G. Characteristics of binge drinkers in Europe. Soc Sci Med 2004; 59:113-27.

6. Ahlström S, Metso L, Tuovinen EL. Ungdomars bruk av rusmedel i Europa 1995 och 1999. Nordisk Alkohol & Narkotikatidskrift 2001; 18:283-95.

7. Ahlström S, Bloomfield K, Knibbe R. Gender differences in drinking patterns in nine European countries: descriptive findings. Subst Abus 2001; 22:69-85.

8. Johnston LD, O'Malley PM, Bachman JG. Monitoring the future national survey results on adolescent drug use: overview of key findings, 1999. Bethesda: National Institute on Drug Use, 2000.

9. Rehm J, Rehn N, Room R, Monteiro M, Gmel G. The global distribution of average volume of alcohol consumption and patterns of drinking. Eur Addict Res 2003; 9:147-56.

10. Unger JB, Schuster D, Zogg J, Dent CW, Stacy AW. Alcohol advertising exposure and adolescent alcohol use: a comparison of exposure measures. Addict Res Theory 2003; 11:177-93.

11. Carroll TE, Donovan RJ. Alcohol marketing on internet: new challenges for harm reduction. Drug Alcohol Rev 2002; 21:83-91.

12. Ahlström S. Gender differences in youth drinking cultures. In: Järvinen M, Room R (eds.). Youth drinking cultures. Hampshire: Ashgate Publishing Limited, 2007.

Patrones de consumo de alcohol y problemas derivados del beber episódico intenso en Brasil

Laura Helena S. G. Andrade
Camila Magalhães Silveira
Silvia S. Martins
Carla L. Storr
Yuan-Pang Wang
Maria Carmen Viana

INTRODUCCIÓN

Algunos estudios recientes, que utilizan como base las poblaciones de los países de América Latina y zona del Caribe (ALC), tales como México,[1] Chile[2,3] y Brasil,[4,5] han contribuido a la literatura científica con evidencias sobre la carga creciente de enfermedades mentales, incluyendo el consumo de alcohol, en esta zona.[6] Murray y Lopez[7] previeron, en 1996, que hasta el año 2020, la proporción de años de vida ajustados a la discapacidad (*disability-adjusted life years* – DALYs) atribuida a condiciones neuropsiquiátricas será del 20,6% en esa región.

El alcohol supone uno de los factores de riesgo más importantes para la Carga Global de Enfermedad (*Global Burden of Disease* – GBD), particularmente en la ALC, donde un 10% de muertes y discapacidades se atribuyen al alcohol.[8] En la zona B, establecida por la Organización Mundial de la Salud (OMS), donde se ven bajas tasas de mortalidad infantil y de mortalidad en adultos y donde se ubica Brasil, el alcohol supone el factor principal de riesgo para la carga de enfermedad, contabilizando un 11,4% de DALYs en las estimaciones de 2000, mostrando mayores porcentajes para hombres (17,3%) que para mujeres (4,1%).[9]

La mayor parte de los registros disponibles sobre patrones de consumo de alcohol proviene de investigaciones realizadas en países desarrollados y en desarrollo, donde reside la mayor parte de la población mundial; sin embargo, poco se sabe sobre ese tema.[10]

El consumo de alcohol es responsable de tasas considerables de mortalidad y morbilidad,[11] aunque en las más recientes divulgaciones de la OMS los autores sostuvieron, de forma unánime, que se necesitan más datos epidemiológicos sobre el consumo de alcohol, en especial en países de baja y mediana renta.[12-15]

El promedio de prevalencia de Trastornos Debidos al Uso de Alcohol (abuso/dependencia) ha sido estimado en un 5,9% según 14 estudios, la mayoría de ellos realizados en EE.UU.[16] Según un importante estudio ideado por el gobierno estadounidense,[17] el costo estimado para el consumo de alcohol y de otras drogas es aproximadamente de 200 mil millones de dólares por año. Dichas estimaciones se basan en costos directos e indirectos. En general, los costos directos son los relacionados al tratamiento.

Brasil, país de poder económico mediano, es el mayor país de Latinoamérica, con una población actual de casi 190 millones de habitantes.[18] Dicho país ha pasado por una serie de cambios en la última década, que incluyen el incremento de la urbanización, de los recursos educacionales y de la expectativa de vida y la reducción de los niveles de pobreza y de las tasas de natalidad y mortalidad.[18] Como consecuencia, Brasil atraviesa una transición epidemiológica, con cambios en los patrones de morbilidad y mortalidad.

Las investigaciones epidemiológicas pueden ser de gran utilidad para la comprensión de los patrones de consumo de alcohol en países en desarrollo, como Brasil, y para el diseño futuro de estrategias de prevención cuya meta es reducir los problemas causados por el uso de alcohol y los trastornos relacionados con él. Algunos estudios epidemiológicos, como el que se realizó en el Área de Captación del Hospital de las Clínicas en São Paulo (*Epidemiologic Catchment Area* – São Paulo – SP – ECA), con datos obtenidos entre 1994 y 1995, y estudios en megaciudades, como el São Paulo Megacity (*São Paulo Megacity Study*), con datos recolectados entre 2005 y 2007, constituyen una oportunidad única para comprobar si ocurrieron cambios en los patrones de consumo de alcohol y en las prevalencias de abuso/dependencia en la población general de la ciudad de São Paulo.

EL CONSUMO DE ALCOHOL EN BRASIL Y LA IMPORTANCIA DEL ESTUDIO DE SUS PATRONES DE CONSUMO

La mayoría de las evidencias disponibles sobre los patrones de consumo de alcohol proviene de países desarrollados, y poco se sabe sobre ellos en países en desarrollo, donde reside la mayoría de la población mundial.[10]

En Brasil, el consumo anual de alcohol *per cápita,* incluyendo el consumo no documentado, según se comprobó en 2004, fue estimado en 8,32 litros de alcohol puro por adulto, cifra significativamente superior al promedio mundial de 5,8 litros.[19] Recientemente, el volumen medio de alcohol consumido ha sido clasificado como un predictor incompleto del beber nocivo, y se ha puesto más atención en los patrones de consumo de alcohol.[20] Brasil presenta una puntuación 3 en el criterio creado para la Evaluación de Riesgo Comparativo (ERC) (*Comparative Risk Assessment* – CRA), que es un módulo de la publicación Carga Global de Enfermedades, proyectado para evaluar cambios en la salud de la población resultantes de la exposición al consumo nocivo de alcohol. El criterio abarca diversos indicadores del beber episódico intenso (BEI), que incluye beber en locales públicos y la frecuencia de la ingestión de alcohol durante las comidas.[21] A la conducta menos perjudicial se atribuye el número 1 y a la más perjudicial el 4.[9] Por otra parte, cerca del 50% de las hospitalizaciones psiquiátricas de brasileños se relaciona al consumo y al abuso/dependencia de alcohol.[22]

Algunos estudios locales sugieren un cuadro preocupante. En una investigación desarrollada en las 24 ciudades más grandes del estado de São Paulo, la prevalencia de la dependencia alcohólica ha aumentado desde un 6,6% a un 9,4% en un período de dos años.[23] En Porto Alegre (sur de Brasil), Moreira et al. han descubierto que un 9,3% del grupo investigado era dependiente de alcohol, un 15,5% bebía exageradamente, un 12,3% bebía diariamente, y únicamente un 12,3% era abstemio.[24] En dos investigaciones realizadas con alumnos de la Universidad de São Paulo (USP) en 1996 y en 2001, se observó un incremento considerable en el consumo de alcohol a mediano y largo plazo.[25] Carlini et al.[26] en 1990 comprobaron que la prevalencia de consumo de alcohol entre los alumnos era de un 9,2%, y en 1997, de un 15%.

El alcohol y sus consecuencias: un enfoque multiconceptual

En Brasil, los problemas derivados del uso de alcohol todavía se denominan como los relacionados a la dependencia alcohólica. Asimismo, varios estudios demuestran que hay problemas tan o más graves relacionados a otros patrones de consumo de alcohol,[27] de manera que:

- los bebedores intensos presentan más trastornos psiquiátricos comórbidos que bebedores moderados;[13]
- los trastornos psiquiátricos están más relacionados a la cantidad y a la frecuencia del beber que a síntomas derivados de un trastorno devenido del uso de alcohol;[28,29]
- cada vez más se pone atención en la relación entre el beber de riesgo y los perjuicios sociales del alcohol, así como su relación con enfermedades;[29]
- el beber de riesgo, a largo plazo, puede ser un precursor de trastornos relacionados al uso y al desarrollo de abuso/dependencia;[29]
- un historial de consumo abusivo de alcohol supone un factor de riesgo para la violencia.[30]

PATRONES DE CONSUMO ALCOHÓLICO ENTRE ADULTOS EN BRASIL

Los estudios epidemiológicos más abarcadores sobre el consumo de alcohol en la población general fueron realizados por el Centro Brasileño de Información sobre Drogas Psicotrópicas (CEBRID).[23,26] La prevalencia de uso de alcohol en la población brasileña fue estimada por primera vez en 2000.[26] Dicho estudio abarcó 107 ciudades brasileñas con más de 200 mil habitantes, lo que correspondió a 47.045.907 habitantes, o sea, un 27,7% de la población. La investigación se desarrolló con 8.589 entrevistados y la prevalencia de consumo de alcohol durante su vida fue de un 68,7%. Esta proporción se mantuvo relativamente estable en las distintas franjas etarias, debido a que entre adolescentes (12 a 17 años de edad), casi un 50% ya había consumido bebida alcohólica.

La prevalencia de dependencia alcohólica fue de un 11,2%, con un 17,1% para los hombres y un 5,7% entre las mujeres. Las prevalencias de dependencia fueron mayores en las zonas Norte y Nordeste del país (16%) y el factor aún más preocu-

106

pante es que, en Brasil, un 5,2% de los adolescentes se mostraron dependientes del alcohol. En el Norte y Nordeste, esas prevalencias fueron cercanas a un 9%. En dicho estudio, el consumo de alcohol durante la vida fue de un 68,7%, porcentaje cercano al de Chile (70,8%) y EE.UU. (81%).

Una distinción crucial que se realiza en la literatura en lo que respecta al BEI involucra la cantidad media de consumo de alcohol de una persona y la frecuencia (dosis consumidas por semana). A pesar de que existe demasiado debate y poco consenso sobre una definición precisa de este concepto, la mayoría de los científicos conviene que el BEI exige el consumo de al menos 4 a 5 cinco dosis de bebida alcohólica en una única ocasión.[31] Los efectos adversos a la salud, asociados al beber intenso, incluyen daños físicos no intencionales (por ejemplo, accidentes automovilísticos, caídas, ahogos, hipotermia y quemaduras), suicidio, síndrome de muerte súbita infantil, envenenamiento por alcohol, hipertensión, infarto agudo del miocardio, gastritis, pancreatitis, enfermedades de transmisión sexual, meningitis y desequilibrio de la diabetes. La intoxicación alcohólica acarrea altos costos sociales y económicos, que incluye violencia interpersonal (homicidios, peleas, violencia doméstica, violación y abuso infantil), síndrome alcohólico fetal, embarazo no deseado, negligencia en el cuidado de los niños y pérdida de productividad. Reducir los índices de BEI en adultos supone una de las principales metas de salud para el *Healthy People* 2010.[32]

Una de las causas más usuales de muerte se debe a los accidentes automovilísticos por conductores alcoholizados. Otras causas frecuentes, entre los hombres, son: homicidio, suicidio, sobredosis alcohólica y ahogo; y entre las mujeres, homicidio, accidente vascular cerebral de tipo hemorrágico y suicidio. Almeida-Filho et al.[33] han investigado el consumo perjudicial/nocivo del alcohol por ambos géneros en una ciudad del Nordeste de Brasil. Definieron el consumo nocivo como el BEI diario o semanal sumado a episodios de embriaguez o a embriaguez frecuente (al menos una vez por semana). Cerca de un 56% de los entrevistados admitieron beber semanalmente, y la prevalencia del uso de alcohol en los 12 meses previos a la investigación fue de un 7%, seis veces más prevalente en hombres que en mujeres (13% *versus* 2,4%). Utilizando los datos del estudio del ECA-SP, Silveira et al.[34] mostraron que la prevalencia del beber intenso en el último año fue de un 10,7%, con un 15,4% de hombres y un 7,2% de mujeres con dicho patrón de beber. Castro-Costa et al. describieron, por primera vez, el patrón de consumo de alcohol en 400 individuos con más de 60 años de edad: un 12% asumió beber intenso, mientras un 10,4% bebía en patrón *binge* (los sujetos hacían un consumo de 5 o más dosis de bebida alcohólica en una ocasión) y un 2,9% era dependiente.[35]

Las investigaciones epidemiológicas realizadas en las dos últimas décadas mostraron que el abuso y la dependencia alcohólica, en el inicio de la adultez, según los criterios diagnósticos del DSM-IV, son más frecuentes de lo que se pensaba. En países desarrollados, las prevalencias para la dependencia alcohólica son considerables; ciertos estudios presentan valores de un 10% o más de la población.[36-40] De ese modo, es importante examinar la cuestión de la evolución temporal del uso de alcohol, uso frecuente y abuso/dependencia.

A pesar de las consistentes evidencias sobre las diferencias entre los Trastornos Debidos al Uso de Alcohol (abuso/dependencia) entre hombres y mujeres[41,42], no está claro si hay diferencias de géneros en los patrones de transición.

CONVERGENCIA ENTRE LOS GÉNEROS

Las hipótesis respecto de las diferencias de género en el consumo de alcohol provienen primariamente de aspectos biológicos y socioculturales.[43] Desde un punto de vista biológico, la misma cantidad de alcohol consumida por un hombre y una mujer de mismo peso producirá mayor concentración de alcohol en la sangre de la mujer debido a varias razones, tales como la menor cantidad de líquido corporal, diferencias en la concentración de las enzimas deshidrogenasas del alcohol, metabolismo y niveles hormonales en el cuerpo de la mujer.[44] Los factores biológicos interactúan, además, con las influencias socioculturales en la conducta de beber, las que, últimamente, han ganado considerable atención en la literatura. Otras áreas de interés, además de las diferencias transculturales en los patrones de consumo de alcohol entre los géneros, incluyen abstinencia, intoxicación y conductas sexuales relacionadas.[43]

Según Wilsnack y Wilsnack,[45] las diferencias de género en el consumo de alcohol se basan en la forma como cada cultura ve los roles del hombre y de la mujer. En las últimas décadas, hubo una preocupación creciente con la conducta de beber como un aspecto relacionado a los roles del hombre y de la mujer en la sociedad, ya que en algunas culturas, la diferencia entre los géneros en la conducta de beber ha disminuido. Una hipótesis común sobre esa convergencia sostiene que las crecientes oportunidades para que las mujeres actúen en funciones tradicionalmente masculinas (sobre todo en la fuerza de trabajo) les permiten y las animan a beber más, a pesar de las consecuencias más deletéreas en las mujeres.[46] Consistente con esa hipótesis, se comprueba que la convergencia es más frecuente entre adolescentes o adultos jóvenes.[47]

A pesar de que el consumo de alcohol entre varones universitarios resulta mayor que entre las universitarias,[31,48] hay evidencias de convergencia entre los géneros en la conducta de beber. Entre hombres y mujeres universitarios, por ejemplo, existe evidencia de que la principal motivación para beber es el facilitar el afrontamiento.[49,50] Sin embargo, se descubrió que los varones universitarios asumen sentir una motivación más significativa para beber por razones sociales y que son más propensos a beber para embriagarse, en comparación con las mujeres universitarias.[51] Los problemas de consumo de alcohol han sido relacionados, en forma sistemática, al afrontamiento de emociones negativas tanto en la población de universitarios como en la población general.[52,53] De ese modo, resulta importante entender la relevancia del género en relación a esas poblaciones.

Los trastornos debidos al consumo de alcohol entre las mujeres se han convertido progresivamente en predominantes desde la Segunda Guerra Mundial,[54] con una prevalencia de dependencia entre un 4 y un 8%.[55,56] Los datos señalan que el inicio del consumo de alcohol entre las mujeres ocurre cada vez en edades más precoces, situación que incrementa el riesgo de desarrollar dependencia alcohólica. La preocupación crece cuando se ve que se consideran a las mujeres más «vulnerables» que los hombres en relación a las consecuencias de salud debido al consumo de alcohol.[57]

Se han publicado algunos estudios sobre brasileñas usuarias de alcohol.[58] En Latinoamérica, por ejemplo, Andrade et al.[5] reportan tasas variables, de 5 a 10:1, entre hombres y mujeres sobre la prevalencia de abuso/dependencia alcohólica. En Campinas/SP, Brasil, una investigación con 515 individuos reveló que la prevalencia de la dependencia alcohólica era de un 6,6% (razón hombre/mujer

(RHM) = 4:4:1). Tal RHM varía según la edad, siendo menor en el grupo más joven (2,1:1 por 6,8:1). Otro estudio, que se basó en datos de dos comunidades de una ciudad de la región Sureste de Brasil, encontró diferencias entre los géneros en los patrones de beber relacionados a factores socioculturales.[59] Una de esas comunidades (Botucatu) presenta una población más añosa, predominantemente católica, instruida y caucásica, con más mujeres en la fuerza de trabajo; la otra (Rubião Jr.) presenta niveles socioeconómico y educacional bastante más bajos.

Los datos de Botucatu mostraron que las mujeres y los hombres presentaban patrones de consumo de alcohol similares; se demostró así que al paso de que las funciones de las mujeres en la sociedad se hacían más similares a las de los hombres, sus patrones de consumo de alcohol también se asemejaban. La comunidad de Rubião Jr. presentó un consumo alcohólico bastante mayor entre los hombres; además, casi un 22% de ellos con menos de 49 años eran bebedores intensos.

El acceso fácil a la bebida, fumar, poseer una fuente de renta y tener una pareja que bebe se presentaron como factores de riesgo importantes para el consumo de alcohol entre las mujeres. A futuro, los estudios que permitan comprender las diferencias entre géneros en el consumo de alcohol podrán dirigir la forma como la sociedad controla o reduce los problemas relacionados al uso de alcohol.

FACTORES DEMOGRÁFICOS ASOCIADOS AL CONSUMO DE ALCOHOL EN BRASIL

Mientras que los estudios en países desarrollados demostraron que un elevado nivel socioeconómico (NSE) está asociado al consumo de alcohol, frecuente o no, el bajo NSE está asociado al beber intenso y a la dependencia.[60-62]

En Brasil, un estudio demostró que el NSE elevado está asociado a alto consumo de alcohol, BEI y dependencia entre los hombres.[63] Hubo, además, hallazgos similares al analizar datos de hombres y mujeres en el Sureste brasileño como parte del estudio en varios países sobre cuestiones de Género, Cultura y Alcohol (*Gender, Culture and Alcohol Problems* – GENACIS)[60] y sobre el BEI y la dependencia entre ancianos en un estudio nacional.[35] Por otra parte, varios estudios realizados en la región Sur de Brasil mostraron que el beber intenso está asociado a bajo NSE y a bajos niveles de instrucción.[24] En un estudio epidemiológico con 568 alumnos de Secundaria entre 14 y 20 años de edad en São Carlos/SP, los adolescentes con NSE más elevado presentaron mayor prevalencia de uso de alcohol durante la vida cuando fueron comparados con sus pares con bajo NSE.[64] En EE.UU., se ha puesto de relieve el nivel bajo de instrucción como un factor relacionado al alto consumo de alcohol entre los hombres. Asimismo, se descubrió que en las mujeres el efecto es opuesto.[65] En Brasil, los datos demuestran que los hombres consumen más alcohol que las mujeres (un 77,3% y un 60,6%, respectivamente) durante la vida.[26] Entre aquellos mayores de 25 años de edad, los hombres consumían cerca de cinco veces más que las mujeres y presentaban tasas de dependencia tres veces mayores. El mayor número de dependientes se ha encontrado entre los sujetos de 18 a 24 años de edad y el número más bajo entre aquellos de 12 a 17. Los hombres presentaron mayor prevalencia de exposición a situaciones de riesgo físico bajo la influencia del alcohol o tras el consumo, problemas personales relacionados al alcohol y pérdida de control (consumo más frecuente o cantidad mayor que la deseada).[26]

En Brasil, la razón entre hombres y mujeres para el consumo de alcohol durante la vida varía de 3:1 a 11:1.[33] A pesar de las variaciones en los diseños de las investigaciones y procedimientos para identificación de casos, la mayoría de los estudios que incluyeron variaciones sociales confirmó que el alcoholismo está asociado negativamente al NSE, al grado de instrucción, al nivel ocupacional y a la renta. Incluso, existen evidencias científicas que sugieren que, en Brasil, el acoholismo se manifiesta en los hombres en edad más precoz y en individuos con bajo NSE cuando se los comparan a los de elevado NSE.[33]

Existen dos estudios recientes sobre el BEI en Brasil. Laranjeira et al.[66] condujeron una investigación en ámbito nacional y comprobaron que un 28% de brasileños, un 40% de hombres y un 18% de mujeres, la mayoría jóvenes (18 a 24 años de edad), asumieron beber en patrón *binge* (beber episódico intenso) en el último año y un 50% bebieron en ese patrón al menos una vez durante un período de 12 meses.

Silveira et al.[34] comprobaron que la prevalencia del BEI, en la muestra evaluada en el estudio ECA-SP, fue de un 10,7% para los hombres y de un 7,2% para las mujeres, en el último año. Se encontraron mayores prevalencias del BEI entre las mujeres solteras, con edad variable entre 18 y 44 años; y entre los hombres, el BEI fue mayor entre los solteros, de 18 a 24 años, cuando comparados a grupos de otras edades. Se debe notar que ese problema de salud pública fue reconocido como la principal carga de enfermedad en Brasil.[67] Almeida-Filho et al.[33] también mostraron que el beber intenso fue seis veces mayor entre hombres que entre mujeres.

Con la finalidad de justificar esas prevalencias, se han utilizado explicaciones sociopsicológicas, es decir, los hombres pueden estar más expuestos a las oportunidades de beber, tanto porque beben más como por influencias familiares o sociales, como el estrés en el trabajo. Tales oportunidades son distintas entre los géneros.

Curiosamente y a pesar de que Brasil es un país de diversidad racial, existen pocos datos sobre la relación consumo/abuso/dependencia alcohólica en diferentes razas o etnias. Almeida-Filho et al.[33] investigaron sobre la asociación entre la raza/etnia y el consumo/abuso de alcohol en Bahia, lugar caracterizado por la diversidad racial/étnica. El autor no encontró ninguna relación entre ésta y el consumo/abuso de alcohol. Kerr-Corrêa et al.[44] condujeron un estudio en una muestra representativa de la población urbana con 740 individuos con baja ingestión alcohólica y de patrones de consumo alcohólico muy similares. La mayoría de las mujeres de la muestra estaban insertas en el mercado de trabajo, tenían renta propia y acceso al alcohol.

En esa zona, además, según lo esperado de un país latinoamericano, la filiación religiosa (católicos y evangélicos/protestantes) pareció ser un motivo importante para la abstinencia. Para las mujeres, el único factor de riesgo para el beber intenso era beber sola; respecto de los hombres, fumar y tener entre 35 y 49 años fueron los factores asociados al BEI.

En Brasil, la asociación entre NSE y uso, abuso y dependencia alcohólica todavía es controvertida. Los estudios epidemiológicos sobre las diferencias entre los géneros y las diferencias de nivel educacional relacionados al consumo/abuso/dependencia alcohólica son prácticamente inexistentes.

RELACIONES DEL ALCOHOL CON PROBLEMAS MÉDICOS

En Brasil hay pocos estudios que registran problemas médicos relacionados al consumo de alcohol. Mott et al.[68] descubrieron que un 93,6% de los pacientes con pancreatitis crónica en la ciudad de São Paulo presentaron consumo intenso de alcohol.

La dependencia alcohólica es la principal causa de pancreatitis crónica[69] y cirrosis hepática alcohólica.[70] Lolio (1990)[71] encontró una relación significativa entre la hipertensión arterial y el consumo abusivo de alcohol en la población urbana de Araraquara/SP. En otro estudio, Nappo[72] afirmó que el alcohol era la sustancia más común en muertes no naturales relacionadas a esta sustancia en la ciudad de São Paulo. En una investigación en el mismo estado, Noto et al.[73] evaluaron los casos de violencia doméstica y el consumo de alcohol y otras drogas; encontraron que, cuando se alegaba violencia, un 52% de los causantes presentaban un estado de embriaguez.

RELACIONES DEL ALCOHOL CON COMORBILIDADES PSIQUIÁTRICAS

La existencia de trastornos comórbidos puede cambiar la sintomatología, interferir en el diagnóstico, en el tratamiento y en el pronóstico de ambos. En lo que respecta a los trastornos mentales, el alcohol usualmente coexiste con otras enfermedades psiquiátricas. En general, aún el consumo de pequeñas dosis de alcohol puede devenir en consecuencias más serias que aquellas observadas en pacientes sin comorbilidades.[74,75] En las últimas décadas, la incidencia de tales trastornos parece haberse incrementado y puede ser que esto esté relacionado a una mayor atención hacia los cuidados de salud mental en la población, al acceso al alcohol y al cierre de hospitales psiquiátricos, hechos que han dado prioridad al tratamiento de pacientes ambulatorios y al incremento de la disponibilidad de servicios relacionados al uso de alcohol.[76]

Se cree que cerca de un 50% de los pacientes con trastornos mentales graves desarrollarán problemas relacionados al consumo de alcohol durante la vida.[77] Los estudios demuestran que los pacientes con comorbilidades, sobre todo trastornos graves, presentan mayores índices de agresividad, suicidio, detención por actos ilícitos, aumento de los costos por tratamientos y reingresos, además de no poseer vivienda y utilizar frecuentemente servicios médicos. Dichos pacientes presentan peor evolución social y causan un impacto negativo en el presupuesto familiar y en la salud de sus cuidadores.[78]

Una multiplicidad de trastornos psiquiátricos se relacionan al abuso/dependencia alcohólica.[38,79] En general, las comorbilidades psiquiátricas son más prevalentes entre mujeres que entre hombres[79-84] y a menudo preceden el consumo de alcohol.[85-87] Los trastornos de interiorización (depresión y ansiedad) habitualmente se asocian al consumo de alcohol por parte de las mujeres[79,81], y los de exteriorización (trastorno de personalidad antisocial y dependencia de otras drogas) son más usuales entre los hombres. Kessler et al.[88] mostraron que los trastornos de conducta, de personalidad antisocial, de humor y de ansiedad están asociados a problemas relacionados al consumo alcohólico y dependencia, según datos de siete países (incluyendo datos del estudio de ECA-SP).

En Brasil, Almeida-Filho et al.[89] revisaron la co-ocurrencia de síntomas de ansiedad y depresión con el abuso de alcohol en una muestra poblacional de 2.302 adultos en Bahia. La comorbilidad entre abuso de alcohol y síntomas de depresión y ansiedad fue baja (cerca del 1% de la muestra), lo que se puede relacionar al hecho de que el estudio no utilizó criterios diagnósticos del DSM-IV o CIE-10. Por otra parte, Menezes y Ratto[90] investigaron la prevalencia de uso de sustancias entre 192 entrevistados en tratamiento para trastornos mentales graves (psicosis no afectiva, trastorno bipolar o depresión grave con síntomas psicóticos) en São Paulo; en dicho estudio, un 7,3% presentó criterio de abuso o dependencia alcohólica.

POLÍTICAS PÚBLICAS SOBRE EL CONSUMO DE ALCOHOL EN BRASIL

En varios periodos a lo largo de la historia, diferentes países han implementado leyes para reducir el consumo de alcohol, con el fin de minimizar sus efectos adversos en la salud, en la seguridad y en el bienestar de la población.

Sin embargo, sólo recientemente, esas estrategias e intervenciones han sido abordadas por el ámbito científico. Resultaría ideal que las políticas públicas sobre el consumo de alcohol fuesen dirigidas por evidencias científicas que demostrasen la efectividad de costos, la consistencia en las acciones implementadas, y así obtuviesen la aprobación y el apoyo de la comunidad, con el desarrollo de estrategias capaces de beneficiar a la población.

En Brasil, los problemas relacionados al uso de alcohol son mayores que los relacionados a las drogas.[26] Existen diferencias sustanciales entre las zonas en lo que respecta al nivel socioeconómico, al acceso a los cuidados médicos, a la educación y a la historia cultural del país. El Primer Consenso de Políticas Públicas sobre el Alcohol, elaborado a raíz de una reunión con investigadores y políticos, fue redactado en el 2007, sobre la base de evidencias científicas internacionales y las escasas evidencias locales en un intento de reducir en forma efectiva los costos sociales y la morbimortalidad relacionados al uso de alcohol.[66]

A pesar de que la edad mínima para comprar bebida alcohólica es 18 años, el acceso al alcohol es relativamente fácil, según muestra un estudio llevado a cabo en la ciudad de São Paulo.[91] No existen leyes que controlen los horarios de funcionamiento de los bares y las licencias para vender bebidas alcohólicas, o que fiscalicen, geográficamente, la cantidad de bares por zona.[84]

El estado de São Paulo ha limitado el consumo de alcohol por parte de los conductores, prohibiendo las ventas en establecimientos comerciales en las autovías o en sus cercanías[92] y, a pesar del escaso refuerzo, hubo una reducción en los accidentes automovilísticos que causan daños físicos.

El 19 de junio del 2008, Brasil aprobó una ley de tolerancia cero para los conductores con cualquier concentración de alcohol detectable en la sangre. La ley nº 11.705 invalida la ley anterior, que determinaba penalidades únicamente para personas con cifra mayor o igual a 0,6 gramos de alcohol por litro en la sangre (concentración de alcohol en la sangre – CAS). Válida en todo el territorio brasileño, la ley también prohíbe la venta de bebidas alcohólicas a lo largo de tramos rurales en carreteras federales. Un estudio conducido por Duailibi et al.[93] en una ciudad de la región Sureste de Brasil reveló que un 23,7% de los conductores presentaban algún nivel de alcohol en el test del etilómetro, y que en un 19,4% de los casos el nivel era igual o mayor que lo legalmente permitido. Otro estudio, realizado en Salvador (Nordeste de Brasil), mostró que un 37% de los conductores implicados en accidentes automovilísticos estaban bajo la influencia del alcohol.[94]

La ley nº 11.705, en general referida como Ley Seca, determina que los conductores sorprendidos *in fraganti* con concentración de alcohol en la sangre > 0,2 g (ó 0,02 de CAS) deberán pagar una sanción y tendrán su licencia de conducir sus-

115

pendida por un año. Los conductores descubiertos con nivel de CAS > 0,06 serán detenidos y cumplirán de 6 meses a 3 años de cárcel.

Todos esos factores son reflejo de patrones del consumo de alcohol, de manera que son necesarias políticas públicas concretas y más estudios para afrontar el problema.

MIRANDO HACIA EL FUTURO

El monitoreo del BEI y del abuso/dependencia alcohólica por medio de datos epidemiológicos resulta sumamente importante, no sólo para el desarrollo de estrategias de prevención, sino para el desarrollo de políticas públicas con vistas a disminuir el abuso y la dependencia.

Los datos provenientes de estudios poblacionales como el São Paulo Megacity brindan una oportunidad única de estudiar los patrones de consumo de alcohol.

Además, la comprobación del impacto en la salud y en la economía causado por el consumo abusivo de alcohol puede señalar el norte para políticas públicas a partir de intervenciones o proyectos en poblaciones concretas.

REFERENCIAS BIBLIOGRÁFICAS

1. Medina-Mora ME, Borges G, Lara C, Benjet C, Rojas E, Zambrano J et al. Prevalence, service use, and demographic correlates of 12-month DSM-IV psychiatric disorders in Mexico: results from the Mexican National Comorbidade Survey Psychol Med 2005; 35:1773-83.
2. Araya R, Rojas G, Fritsch R, Acuña J, Lewis G. Common mental disorders in Santiago, Chile: prevalence and sociodemographic correlates. Brit J Psychiatry 2001; 178:228-33.
3. Vicente B, Kohn R, Rioseco P, Saldivia S, Baker C, Torres S. Population prevalence of psychiatric disorders in Chile: 6-months and 1-month rates. Br J Psychiatry 2004; 184:299-305.
4. Almeida-Filho N, Mari JJ, Coutinho E, França JF, Fernandes J, Andreoli SB et al. Brazilian multicentric study of psychiatric morbidity: methodological features and prevalence estimates. Br J Psychiatry 1997; 171:524-9.
5. Andrade L, Walters EE, Gentil V, Laurenti R. Prevalence of ICD-10 mental disorders in a catchment area in the city of São Paulo, Brazil. Soc Psychiatry Psychiatr Epidemiol 2002; 37:316-27.

6. Kohn R, Levav I, Almeida JMC, Vicente B, Andrade L, Caraveo-Anduaga JJ et al. Mental disorders in Latin America and the Caribbean: a public health priority. Rev Panam Salud Publica 2005; 18:229-40.
7. Murray JL, Lopez AD. The global burden of disease. Boston: WHO, Harvard and World Bank, 1996.
8. Lopez AD, Mathers CD, Ezzati M, Jamison DT, Murray DJL. Global burden of disease and risk factors. New York/Washington: Oxford University Press and the World Bank, 2006.
9. Rehm J, Monteiro M. Alcohol consumption and burden of disease in the Americas: implications for alcohol policy. Rev Panam Salud Publica 2005; 18:241-8.
10. Riley L, Marshall M. Alcohol and public health in 8 developing countries. Genebra: World Health Organization, 1999.
11. Ezzati M, Lopez A, Rodgers A, Vander Hoorn S, Murray C. Selected major risk factors and global and regional burden of disease. Lancet 2002; 360:1347-60.
12. Ezzati M, Lopez AD. Smoking and oral tobacco use. In: Ezzati M, Lopez AD, Rodgers A, Murray R (eds.). Comparative quantification of health risks: globaland regional burden of disease attributable to selected major risk factors. 2.ed. Genebra: WHO, 2004.
13. Rehm J, Room R, Monteiro M, Gmel G, Graham K. Alcohol use. In: Ezzati M, Lopez AD, Rodgers A, Murray R (eds.). Comparative quantification of health risks: global and regional burden of disease attributable to selected major risk factors. 2nd edition. Genebra: WHO, 2004.
14. Degenhardt L, Chiu WT, Sampson N, Kessler RC, Anthony JC, Angermeyer M et al. Toward a global view of alcohol, tobacco, cannabis and cocaine use: findings from the OMS World Mental Health Surveys. Plos Med 2008; 5(7):141.
15. Degenhardt L, Hall W, Lynskey M, Warner-Smith M. Illicit drug use. In: Ezzati M, Lopez AD, Rodgers A, Murray R (eds.). Comparative quantification of health risks: global and regional burden of disease attributable to selected major risk factors. 2.ed. Genebra: WHO, 2004.
16. Eaton WW, Martins SS, Nestadt G, Bienvenu OJ, Clarke D, Alexandre PK. The Burden of Mental Disorders. Epide Rev 2008; 30:1-14.
17. Harwood HJ, Fountain D, Fountain G. Economic cost of alcohol and drug abuse in the United States, 1992: a report. Addiction 1999; 94:631-5.
18. Instituto Brasileño de Geografía e Estadística (IBGE). Población estimada en 2008. Disponible en: www.ibge.gov.br.
19. World Health Organization. Global status report on alcohol. Genebra: WHO, 2004.
20. Bobak M, Room R, Pikhart H, Kubinova R, Malyutina S, Pajak A et al. Contribution of drinking patterns to differences in rates of alcohol related problems between three urban populations. J Epidemiol Community Health 2004; 58:238-42.
21. Rehm J, Klotsche J, Patra J. Comparative quantification of alcohol exposure as risk factor for global burden of disease. Int J Methods Psychiatr Res 2007; 16:66-76.

22. Noto AR, Moura YG, Nappo SA, Galduróz JCF, Carlini EA. Internações por transtornos mentais e de comportamento decorrentes de substâncias psicoativas:um estudo epidemiológico nacional do período de 1988 a 1999. J Bras Psiquiatr 2002; 51(2):113-21.
23. Galduróz JCF, Noto AR, Nappo SA, Carlini EA. I levantamento domiciliar sobre o uso de drogas. Parte A: estudo envolvendo as 24 maiores cidades do Estado de São Paulo – 1999. Centro Brasileiro de Informações sobre Drogas Psicotrópicas, Departamento de Psicobiologia da Escola Paulista de Medicina, 2000.
24. Moreira LB, Fuchs FD, Moraes RS, Bredemeier M, Cardozo S, Fuchs SC et al. Alcoholic beverage consumption and associated factors in Porto Alegre, a southern Brazilian city: a population-based survey. J Stud Alcohol 1996; 57:253-9.
25. Stempliuk VA, Barroso LP, Andrade AG, Nicastri S, Malbergier A. Estudo comparativo entre 1996 e 2001 do uso de drogas por alunos da graduação da Universidade de São Paulo. Rev Bras Psiquiatr 2005; 27(3):185-93.
26. Carlini EA, Galduróz JCF, Noto AR, Nappo SA. I levantamento domiciliar sobre o uso de drogas no Brasil – 2001. Centro Brasileiro de Informações sobre Drogas Psicotrópicas – Departamento de Psicobiologia da Escola Paulista de Medicina e SENAD – Secretaria Nacional Antidrogas, Presidência da República, Gabinete de Segurança Nacional; 2002. p. 480.
27. Cahalan R, Room R. Problem drinking among American men. New Brunswuick: Rutgers Center of Alcohol Studies, 1974.
28. Farrell M, Howes S, Bebbington P, Brugha T, Jenkins R, Lewis G et al. Nicotine, alcohol and drug dependence and psychiatric comorbidity. Results of a national household survey. Br J Psychiatry 2001; 179:432-7.
29. Bott K, Meyer C, Rumpf HJ, Hapke U, John U. Psychiatric disorders amongat-risk consumers of alcohol in the general population. J Stud Alcohol 2005; 66(2):246-53.
30. Murray RL, Chermack ST, Walton MA, Winters J, Booth BM, Blow FC. Psychological aggression, physical aggression, and injury in nonpartner relationships among men and women in treatment for substance-use disorders. J Stud Alcohol Drugs 2008; 69(6):896-905.
31. Wechsler H, Dowdall GW, Davenport A, Castillo S. Correlates of college student binge drinking. Am J Pub Health 1995; 85:921-6.
32. Cherpitel CJ, Ye Y. Trends in alcohol-and drug-related ED and primary care visits: data from three US National Surveys (1995-2005). Am J Drug Alcohol Abuse 2008; 34(5):576-83.
33. Almeida-Filho N, Lessa I, Magalhães L, Araujo MJ, Aquino E, Kawachi I et al. Alcohol drinking patterns by gender, ethnicity and social class in Bahia, Brazil. Rev Saúde Pública 2004; 38:45-54.
34. Silveira CM, Wang YP, Andrade AG, Andrade L. Heavy episodic drinking in the São Paulo – Epidemiologic Catchment Area Study in Brazil: gender and sociodemographic correlates. J Stud Alcohol Drugs 2007; 68(1):18-27.

35. Castro-Costa E, Ferri CP, Lima-Costa MF, Zaleski M, Pinsky I, Caetano R, Laranjeira R. Alcohol consumption in late-life – the first Brazilian National Alcohol Survey (BNAS). Addic Behav 2008; 33:1598-1601.
36. Boden JM, Fergusson DM, Horwood LJ. Illicit drug use and dependence in a New Zealand birth cohort. Aust NZ J Psych 2006; 40:156-63.
37. Compton WM, Grant BF, Colliver JD, Glantz MD, Stinson FD. Prevalence of marihuana use disorders in the United States, 1991–1992 and 2001–2002. J Am Med Assoc 2004; 291:2114-21.
38. Harford T, Grant B, Yi H-Y, Chen C. Patterns of DSM-IV alcohol abuse and dependence criteria among adolescents and adults: results from the 2001 National Household Survey on drug abuse. Alcoholism Clin Exp Res 2005; 29:810-28.
39. Wittchen H-U, Lachner G, Wunderlich U, Pfi SH. Test-retest reliability of the computerized DSM-IV version of the Munich-Composite International Diagnostic Interview (M-CIDI). Soc Psychiatry Psychiatr Epidemiol 1998a; 33:568-78.
40. Wittchen H-U, Perkonigg A, Lachner G, Nelson CB. Early Developmental Stagesof Psychopathology Study (EDSP): objectives and design. Eur Addict Res 1998b; 4:18-27.
41. Bonomo YA, Bowes G, Coffey C, Carlin JB, Patton GC. Teenage drinking and the onset of alcohol dependence: a cohort study over seven years. Addictions 2004; 99:1520-8.
42. Wagner F, Anthony J. Male-female differences in the risk of progression from first use to dependence upon cannabis, cocaine and alcohol. Drug Alcohol Depend 2007; 86(2-3):191-8.
43. Wilsnack RW, Vogeltanz ND, Wilsnack SC, Harris TR, Ahlström S, Bondy S etal. Gender differences in alcohol consumption and adverse drinking consequences: cross-cultural patterns. Addiction 2000; 95:251-65.
44. Kerr-Corrêa F, Igami TZ, Hiroce V, Tucci AM. Patterns of alcohol use betweengenders: a cross-cultural evaluation. J Affect Disord 2007; 102(1-3):265-75.
45. Wilsnack RW, Wilsnack SC (eds.). Gender and alcohol: individual and social perspectives. New Brunswick: Rutgers Center of Álcohol Studies, 1997.
46. Bloomfield K, Gmel G, Neve R, Mustonen H. Investigating gender convergence in alcohol consumption in Finland, Germany, the Netherlands, and Switzerland: a repeated survey analysis. Substance Abuse 2001; 22:39-53.
47. Galduróz JCF, Noto AR, Carlini EA. IV levantamento sobre o uso de drogas entre estudantes de 1o e 2o graus em 10 capitais brasileiras, 1997. São Paulo. Universidade Federal de São Paulo, CEBRID, 1997.
48. Capraro RL. Why college men drink: alcohol, adventure, and the paradox of masculinity. J Am Col Health 2000; 48(6):307-15.
49. Kuntsche E, Knibbe R, Gmel G, Engels R. OMS drinks and why? A review of socio-demographic, personality and contextual issues behind the drinking motives in young people. Addic Behav 2006; 31:1844-57.
50. Stewart SH, Loughlin HL, Rhyno E. Internal drinking motives mediate personality domain-drinking relations in young adults. Personality and Individual Differences 2001; 30:271-86.

51. Wilson GS, Pritchard ME, Schaffer J. Athletic status and drinking behavior in college students: the influence of gender and coping styles. J Am Coll Health 2004; 52(6):269-73.
52. Kassel JD, Jackson SI, Unrod M. Generalized expectancies for negative mood regulation and problem drinking among college students. J Stud Alcohol 2000; 61(2):332-40.
53. Peele S, Brodsky A. Exploring psychological benefits associated with moderate alcohol use: a necessary corrective to assessments of drinking outcomes? Drug Alcohol Depend 2000; 60:221-47.
54. Blume SB. Women and alcohol. JAMA 1986; 256:1467-70.
55. Anthony JC, Helzer JE. Syndromes of drug abuse and dependence. In: Robins LN, Regier DA (eds). Psychiatric disorders in America – The Epidemiologic Catchment Area Study. New York: Free Press, 1991.
56. Kessler RC, McGonagle KA, Zhao S, Nelson CB, Hughes M, Eshleman S et al. Lifetime and 12-month prevalence of DSM-III-R psychiatric disorders in the United States. Results from the National Comorbidade Survey. Arch Gen Psychiatry 1994; 51:9-19.
57. Greenfield SF. Women and substance use disorders. In: Jensvold MF, Halbreich U, Hamilton JA (eds.). Psychopharmacology and women. Sex, gender, and hormones. Washington: American Psychiatric Press, 1996.
58. Zilberman ML, Angélico Jr FV, Hochgraf PB, Andrade AG. Mulheres e homens com dependência de drogas: comparação clínica e demográfica em tratamento ambulatorial. Rev Assoc Bras Psiq 1994; 16:105-12.
59. Kerr-Corrêa F, Tucci AM, Hegedus AM, Trinca LA, de Oliveira JB, Floripes TM, Kerr LR. Drinking patterns between men and women in two distinct Brazilian communities. Rev Bras Psiquiatr 2008; 30(3):235-42.
60. Bloomfield K, Grittner U, Kramer S, Gmel G. Social inequalities in alcohol consumption and alcohol-related problems in the study countries of the EU concerted action gender, culture and alcohol problems. Alcohol Suppl 2006; 41(1):26-36.
61. Greenfield TK, Midanik LT, Rogers JD. 10-year national trend study of alcohol-consumption, 1984-1995: is the period of declining drinking over? Am J Public Health 2000; 90(1):47-52.
62. Marmot M. Inequality, deprivation and alcohol use. Addiction 1997; 92:13-20.
63. Almeida-Filho N, Lessa I, Magalhães L, Araújo MJ, Aquino E, James SA, Kawachi I. Social inequality and alcohol consumption-abuse in Bahia, Brazil – interactions of gender, ethnicity and social class. Soc Psychiatr Epidemiol 2005; 40(3):214-22.
64. Pratta EMM, Santos MA. Leisure and the use of psychoactive substances in adolescence: possible relations. Psic Teor Pesq 2007; 23(1):43-52.
65. Hines AM, Caetano R. Alcohol and Aids-related sexual behavior among Hispanics: acculturation and gender differences. Aids Educ Prev 1998; 10(6):533-47.
66. Laranjeira R, Pinsky I, Zaleski M, Caetano R. I levantamento nacional sobre os padrões de consumo de álcool na população brasileira. Brasília: Secretaria Nacional Antidrogas, 2007.

67. Taylor B, Rehm J, Patra J, Popova S, Baliunas D. Alcohol-attributable morbidity and resulting health care costs in Canada in 2002: recommendations for policy and prevention. J Stud Alcohol Drugs 2007; 68(1):36-47.
68. Mott CB, Guarita DR, Coelho ME, Monteiro da Cunha JE, Machado MC, Bettarello A. Etiology of chronic pancreatitis in São Paulo: a study of 407 cases. Revista do Hospital das Clínicas da Faculdade de Medicina de São Paulo 1989; 44:21420.
69. Dani R, Mott CB, Guarita DR, Nogueira CED. Epidemiology and etiology of chronic pancreatitis in Brazil: a tale of two cities. Pancreas 1990; 5:474-8.
70. Strauss E, Lacet CM, Maffei JRA, Silva EC, Fukushima J, Gayotto L, Calos C. Etiologia e apresentação da cirrose hepática em São Paulo: análise de 200 casos. (Etiology and clinical aspects of liver cirrhosis in São Paulo, Brazil: analysis of 200 cases).Gastroen Endos Dig 1998; 7:119-23.
71. Lolio CA. The Epidemiology of Arterial Hypertension. Rev Saúde Pública 1990; 24:425-32.
72. Nappo SA, Galduróz JCF. Psychotropic drug-related deaths in São Paulo city, Brazil. Annals of the X World Congress of Psychiatry, Madrid, Spain, X World Congress of Psychiatry, 1996.
73. Noto AR, Fonseca AM, Silva EA, Gálduroz JCF. Violência domiciliar associada ao consumo de bebidas alcoólicas e de outras drogas: um levantamento no Estado de São Paulo. (Home violence associated to alcoholic beverage and others drugs consumption: a survey in São Paulo State). J Bras Depend Quí 2004; 5:9-17.
74. Drake RE, Osher FC, Wallach MA. Alcohol use and abuse in schizophrenia. Aprospective community study. J Nerv Ment Dis 1989; 177(7):408-14.
75. Menezes PR, Johnson S, Thonicroft G, Marshall J, Prosser D, Bebbington P, Kuuipers E. Drug and alcohol problems among individuals with severe mental illness insouth London. Br J Psychiatry 1996; 168(5):612-9.
76. Bartels SJ, Teague GB, Drake RE, Clark RE, Bush PW, Noordsy DL. Substance abuse in schizophrenia: service utilization and costs. J Nerv Ment Dis 1993; 181:227-32.
77. Cupffel BJ. Prevalence estimates of substance abuse in schizophrenia and their correlates. J Nerv Ment Dis 1992; 180(9):589-92.
78. Clark RE, Drake RE. Expenditures of time and money by families of people with several mental illness and substance use disorders. Community Ment Health J 1994; 30:145-63.
79. Cornelius JR, Salloum IM, Mezzich J, Cornelius MD, Fabrega Jr H, Ehler JG, Ulrich RF, Thase ME, Mann JJ. Disproportionate suicidality in patients with co-morbid major depression and alcoholism. Am J Psychiatry 1995; 152:358-64
80. Finney JW, Moos RH, Mewborn CR. Post treatment experiences and treatment outcome of alcoholic patients six months and two years after hospitalization. J Consult Clin Psychol 1980; 48:17-29.
81. Hesselbrock, MN, Meyer, RE, Keener, JJ. Psychopathology in hospitalized alcoholics. Arch Gen Psychiatry 1985; 42:1050-5.

82. Pettinati H, Sugarman A, Maurer H. Four year MMPI changes in abstinent and drinking alcoholics. Alcoholism: Clinical and Experimental Research 1982; 6:48794.
83. Rounsaville BJ, Donlinsky ZS, Babor TF, Meyer RE. Psychopathology as a predictor of treatment outcome in alcoholics. Arch Gen Psychiatry 1987; 44:505-13.
84. Weiss RD, Mirin SM, Griffin ML, Gunderson JG, Hufford C. Personality disorders in cocaine dependance. Compr Psychiatry 1993; 34:45-149.
85. Kessler RC, Nelson CB, McGonagle KA, Liu J, Swartz M, Blazer DG. Comorbidade of DSM-III-R major depressive disorder in the general population: results from the US National Comorbidade Survey. Br J Psychiatry 1996; 168(30):17-30.
86. Dunne FJ, Galatopoulos C, Schipperheijn JM. Gender differences in psychiatric morbidity among alcohol misusers. Compr Psychiatry 1993; 34(2):95-101.
87. Schuckit MA, Tipp JE, Bergman M, Reich W, Hesselbrock VM, Smith TL. Comparison of induced and independent major depressive disorders in 2,945 alcoholics. Am J Psychiatry 1997; 154:948-57.
88. Kessler RC, Aguilar-Gaxiola S, Andrade L, Bijl R, Borges G, Caraveo-Anduaga JJ et al. Cross-national comparisons of comorbidities between substance use disorders and mental health disorders: results from the International Consortium in Psychiatric Epidemiology. In: Bukoski WJ, Sloboda Z (eds.). Handbook for drug abuse prevention, theory, science and practice. New York: Plenum Publishing Corporation, 2003.
89. Almeida-Filho N, Lessa I, Magalhães L, Araúho MJ, Aquino E, de Jesus MJ. Co-occurrence patterns of anxiety, depression and alcohol use disorders. Eur Arch Psychiatry Clin Neurosci 2007; 257(7):423.
90. Menezes PR, Ratto LR. Prevalence of substance misuse among individuals with severe mental illness in São Paulo. Soc Psychiatry Psychiatr Epidemiol 2004; 39:212-7.
91. Romano M, Duailibi S, Pinsky I, Laranjeira R. Pesquisa de compra de bebidas alcoólicas por adolescentes em duas cidades do Estado de São Paulo. Rev Saúde Pública 2007; 41(4):1-6.
92. Departamento Estadual de Trânsito de São Paulo – Detran SP. Álcool e trânsito. 2004. Disponible en: www.detran.sp.gov.br/campanhas/alcool_transito/in_alcool_transito.html.
93. Duailibi S, Pinsky I, Laranjeira R. Prevalence of drinking and driving in a city of Southeastern Brazil. Rev Saúde Pública 2007; 41(5).
94. Nery-Filho A, Miranda M, Miranda MG. Estudo da alcoolemia numa amostra de população urbana de Salvador. International Meeting on Drug Use and Abuse, Salvador, Bahia, 1995.

Problemas específicos: alcohol y VIH/SIDA

André Malbergier
Luciana Roberta Donola Cardoso

ASPECTOS GENERALES

El consumo de bebidas alcohólicas supone una práctica frecuente en la sociedad contemporánea. Según el último estudio domiciliario sobre el uso de drogas psicotrópicas en Brasil, realizado por el Centro Brasileño de Información sobre Drogas Psicotrópicas del Departamento de Psicobiología de la Universidad Federal de São Paulo (Cebrid/Unifesp),[1] un 74,6% de los brasileños ya hicieron consumo de alcohol alguna vez durante la vida, un 50% lo hicieron en el último año y un 38,3% en el mes previo a la entrevista.

La gente consume bebidas alcohólicas por diversas razones, tales como para reducir la ansiedad, sentirse menos inhibido y, en consecuencia, facilitar las relaciones sociales. Existe incluso una creencia de que el consumo de bebidas alcohólicas antes y/o durante el acto sexual es capaz de incrementar el placer, propiciar un desempeño sexual deseable y facilitar actos referidos como difíciles de realizar sin el efecto del alcohol.[2] Asimismo, se sabe que personas que consumen bebidas alcohólicas presentan dos veces más posibilidades de contraer el virus de la inmunodeficiencia humana (VIH) que personas que nunca las consumieron.[3] Las investigaciones demuestran que el consumo de alcohol ha sido asociado a frecuentes cambios de parejas sexuales, sexo a cambio de dinero, mayor número de parejas casuales, sexo no deseado, práctica de sexo en grupo y sexo anal, oral y/o vaginal sin preservativo, ya sea con parejas fijas o casuales.[2-6]

VIH/SIDA

En la actualidad, la contaminación por el VIH ocurre predominantemente por la práctica de sexo sin preservativo.[7,8] Según el último informe epidemiológico,[8] alrededor de 33,2 millones de personas viven con dicho virus.

El continente africano es el lugar con mayor número de nuevas infecciones por año, y en Latinoamérica existen cerca de 1,6 millón de personas infectadas.[8] En Brasil, la cifra de personas infectadas es de aproximadamente 630.000; desde el año 2000, la prevalencia de VIH es de un 0,5%.[7]

La prevalencia por continente de personas con VIH se puede ver en la Figura 1.

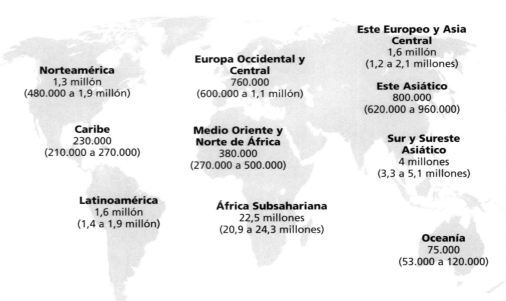

Figura 1   Prevalencia de personas con VIH en 2007, según el informe de la Unaids.[8]
Fuente: http://data.unaids.org/pub/EPISlides/2007/2007_epiupdate_en.pdf.

Problemas específicos: alcohol y VIH/SIDA

Los aspectos relacionados al consumo nocivo de alcohol y a la infección por el VIH se deben, sobre todo, a dos variables: al incremento en el riesgo de transmisión del virus por vía sexual y al consumo de alcohol, que en individuos infectados puede dificultar la adhesión al tratamiento antirretroviral. Se puede ver dicha relación en la Figura 2.

CONSUMO DE ALCOHOL Y CONDUCTA SEXUAL DE RIESGO

Las investigaciones realizadas en diversos países demuestran que el consumo de bebidas alcohólicas antes y/o durante el acto sexual tiende a favorecer una

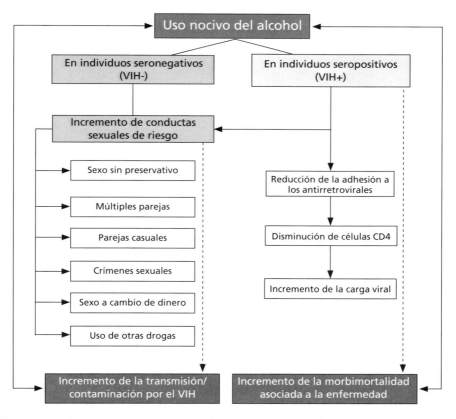

Figura 2   Asociación entre el uso nocivo de alcohol y la infección por el VIH/SIDA. (Véase figura en el Cuaderno a color.)

disminución en la capacidad de discernir los riesgos asociados a la infección por el VIH, lo que dificulta la negociación y, en consecuencia, el uso de preservativo, facilitando, así, la diseminación del VIH y de otras enfermedades de transmisión sexual (ETS).[2,5,9-11]

En África Subsahariana, que presenta la más alta prevalencia de infección por VIH del mundo, varios estudios señalan el alcohol como un factor de riesgo para la contaminación,[12] ya que la práctica de sexo sin preservativo, el cambio frecuente de parejas y la realización de sexo por dinero son más frecuentes entre hombres y mujeres que consumen bebidas alcohólicas que entre aquellos que no lo hacen.[13]

En Rusia, la conducta sexual asociada al consumo de alcohol ha sido señalada como el principal factor para la diseminación del VIH, y la tasa de contaminación en dicho país es una de las que más crecen en Europa.[8,14]

En India, la transmisión del VIH por contacto heterosexual llega al 80%, y el consumo de alcohol, sobre todo por hombres, también está asociado a la contaminación.[15]

En Brasil, un 89% de las contaminaciones por VIH se dan por contacto sexual.[16] Cerca del 95% de los brasileños con más de 18 años de edad practican alguna actividad sexual; entre ellos, un 29% de mujeres y un 36,6% de hombres hacen uso del preservativo en todos los actos sexuales. Asimismo, en la población sexualmente activa, un 33,9% de mujeres y un 54% de hombres también hacen uso regular de bebidas alcohólicas.[17]

Algunas variables como la cantidad y/o patrón de consumo, lugar asociado al consumo, edad, género, trastornos psiquiátricos, estructura familiar y factores socioeconómicos son discutidas en los estudios que señalan el consumo de alcohol como factor de riesgo para ETS/VIH/SIDA (síndrome de inmunodeficiencia humana). El patrón de consumo todavía supone una característica en discusión cuando se relaciona alcohol y conducta sexual de riesgo. Algunos estudios sostienen que las personas que hacen uso intenso de alcohol, episódico o no, presentan más probabilidad de involucrarse en una conducta sexual de riesgo en comparación con aquellas que presentan un patrón de consumo diferente.[11,18,19] Además, otros estudios demuestran que incluso el consumo moderado y/o poco frecuente ha sido asociado al sexo sin preservativo.[20-22]

Problemas específicos: alcohol y VIH/SIDA

Más allá del patrón de consumo, todos los estudios demuestran que existe una asociación entre consumo de bebidas alcohólicas e incremento del sexo sin preservativo, cambio frecuente de pareja sexual, incremento del número de parejas sexuales, práctica sexual con profesionales del sexo, sexo a cambio de dinero y mayores tasas de infecciones por otras ETS.[13,23] Además del patrón de consumo, otro factor asociado a la práctica de sexo, bajo efecto de alcohol, es el lugar donde el individuo consume la bebida. Los lugares señalados como facilitadores del consumo de alcohol, asociado a la actividad sexual, son aquellos vinculados a las actividades sociales, sobre todo nocturnas, como bares, *boîtes*, discotecas y clubs nocturnos, en general frecuentados por adolescentes y adultos jóvenes.[24-26]

Las investigaciones demuestran que el consumo de alcohol también se asocia al inicio precoz de las actividades sexuales entre adolescentes. Cuanto más precoz es el inicio del consumo de alcohol, mayores son las posibilidades de que el adolescente se involucre en conductas sexuales de riesgo.[27-31]

El consumo de alcohol antes y/o durante el acto sexual y la falta de habilidades sociales fueron señalados como factores preponderantes para la práctica de sexo sin preservativo en adolescentes con edad entre 13 y 19 años.[32-34] Otro factor relacionado a la práctica de sexo sin preservativo entre adolescentes es el uso/abuso y/o la dependencia alcohólica en miembros de la familia. Según Locke y Newcamb,[35] el incremento del número de parejas sexuales y la práctica de sexo sin preservativo entre adolescentes del sexo femenino es mayor entre las adolescentes que tienen padres dependientes de alcohol que entre aquellas que no lo tienen.

En cuanto al género, las investigaciones demuestran que el uso/abuso y/o la dependencia alcohólica es más frecuente en hombres que en mujeres.[1,17] Además, la tasa de actos sexuales realizados bajo efecto de alcohol, así como sexo sin preservativo, tanto con parejas fijas como con parejas casuales (incluso con profesionales del sexo), y la prevalencia de ETS/VIH/SIDA es mayor entre hombres que entre mujeres.[22,25,36,37] Sin embargo, aunque consuman bebidas alcohólicas con menos frecuencia que los hombres, las mujeres también tienden a presentar una conducta sexual de riesgo cuando están bajo efecto del alcohol. Una investigación realizada con universitarias del sexo femenino mostró que, cuando estaban bajo efecto del alcohol, las mujeres practicaban sexo sin preservativo y tenían más parejas sexuales que aquellas que no consumían alcohol.[38,39] Resultados semejantes se encontraron en mujeres profesionales del sexo que, cuando estaban alcoholizadas, tendían a no exigir el uso del preservativo en los actos sexuales con sus clientes.[40]

Fischer et al.[41] realizaron un estudio de cohorte con mujeres africanas y observaron que la prevalencia de VIH era mayor entre las que consumían alcohol en comparación con las abstemias. Los autores resaltan que la prevalencia de otras ETS era mayor también entre las que consumieron alcohol en el mes previo a la entrevista que entre aquellas que no consumieron.

Además del género, la asociación entre consumo de alcohol y conducta sexual de riesgo no ha diferido entre las poblaciones heterosexual y homosexual; ambas, cuando consumen alcohol, se implican en prácticas sexuales de riesgo, incluso cuando la pareja sexual es seropositiva.[24,42]

Otro factor relacionado al consumo de alcohol y conducta sexual de riesgo es la presencia de trastornos psiquiátricos. Varios estudios recientes sugieren que los pacientes psiquiátricos presentan mayor prevalencia de infección por el VIH que la población general.[43,44] Según Tolou-Shams et al.,[45] las personas diagnosticadas con depresión tienden a consumir alcohol con más frecuencia, costumbre asociada tanto al acto sexual como a otros contextos sociales, con tendencia a practicar sexo sin preservativo con mayor frecuencia que quienes no presentan esa patología.

Además de los trastornos del humor, los trastornos de conducta están cada vez más asociados al consumo de alcohol y a la conducta sexual de riesgo. Actos indeseados, exhibicionismo, vejación y otros crímenes de violencia sexual se cometen muchas veces cuando los individuos están bajo el efecto del alcohol.[46,47,48]

Según Abbey et al.,[49] en casi mitad de los crímenes sexuales, el abusador o el abusado habían consumido alcohol antes o en el momento del crimen. En Brasil, según Baltieri y Andrade,[46,47] un 89,6% de los hombres que practicaron crímenes sexuales contra niños varones y un 46% de los que lo practicaron contra niñas presentaban uso intenso y/o dependencia alcohólica.

CONSUMO DE ALCOHOL ENTRE INDIVIDUOS INFECTADOS POR EL VIH

El consumo de bebidas alcohólicas entre individuos infectados por el VIH es una práctica frecuente. Según la Organización Mundial de la Salud (OMS), un 53% de los individuos infectados por el VIH hicieron consumo de alcohol en el mes previo a la entrevista y un 8% fueron considerados bebedores intensos.[49]

Además de la práctica de sexo sin preservativo, otro factor asociado al consumo de alcohol entre personas con VIH es la disminución en la adhesión o la discontinuación del tratamiento farmacológico.[50-53]

El tratamiento del SIDA con terapia combinada supuso un cambio en el modelo de la enfermedad. En los últimos años, el SIDA se convirtió en una enfermedad de evolución crónica y controlable debido al seguimiento médico adecuado y al uso de fármacos que controlan la replicación viral. En ese modelo, la falta de adhesión al tratamiento es un grave problema, demasiado amenazante para la efectividad del tratamiento, en particular cuando el régimen terapéutico se emplea por períodos prolongados.[54] La falta de adhesión se señala como uno de los principales factores asociados al fallo terapéutico, ya que los pacientes sin adherencia presentan mayores tasas de morbimortalidad como consecuencia del VIH, con mayor riesgo de morirse por complicaciones de la infección.[54]

El éxito del tratamiento del VIH/SIDA requiere adherencia a los antirretrovirales igual o superior al 95%, a fin de prevenir la emergencia de las variantes del VIH resistentes a las drogas antirretrovirales, evitar el fallo del régimen terapéutico y limitar las opciones futuras de terapia.[55]

Las tasas más bajas de adhesión al tratamiento farmacológico se encuentran en personas que hacen uso frecuente, moderado y/o intenso de bebidas alcohólicas. Incluso hay descripciones que asocian los peores índices de adhesión a la cantidad de bebida consumida.[56-59]

Según Chander et al.,[3] la adhesión en individuos que no consumen alcohol varía de un 56% a un 76%; sin embargo, entre aquellos que consumen bebidas alcohólicas, la adhesión varía de un 22% a un 57%.

Según Cheever,[60] en Canadá, el consumo de alcohol mostró ser el principal factor de falta de adhesión entre los pacientes que reciben terapia combinada de alta potencia (HAART) para el tratamiento de la infección por el VIH.

En Brasil, Malbergier[61] observó que un 35% de individuos investigados que hacían uso/abuso de alcohol y un 42% de los dependientes de alcohol no habían adherido al tratamiento farmacológico.

Howard et al.[62] resaltan que el beber problemático se considera un predictor para la falta de adhesión al tratamiento antirretroviral (TARV) y Braithwaite et al.[63] observaron que, entre los bebedores intensos (11%), la tasa de falta de adhesión era mayor que entre aquellos que hacían uso moderado (3%) de bebidas alcohólicas. Otras investigaciones demuestran, además, que los bebedores problemáticos se olvidan o dejan de tomar dosis de la medicación con más frecuencia que las personas que no presentan ese patrón de consumo.[63,64]

El beber moderado ha sido asociado a tasas más bajas de adhesión cuando se los ha comparado con personas que no hacen consumo de alcohol.[63] El consumo de alcohol es capaz de interferir de diversas maneras en la efectividad del tratamiento antirretroviral, ya que los usuarios de alcohol tienden a mantener estilos de vida más inestables, logran menor soporte social, siguen menos las pautas, utilizan servicios de urgencia con mayor frecuencia, son poco tolerados por profesionales de la salud y son más propensos a comorbilidades clínicas y psiquiátricas.[65,66]

Henrich et al.,[52] así como Malbergier,[61] observaron que el número de células CD4 es menor y que la carga viral es mayor en individuos que consumen bebidas alcohólicas en comparación con aquellos que no las consumen. Los pacientes que siguen tratamiento con HAART y consumen alcohol presentan una cantidad de células CD4 significativamente menor que entre aquellos que no lo consumen. Incluso, se encuentran publicaciones que afirman que el alcohol puede incrementar los niveles séricos de abacavir y amprenavir, fármacos utilizados en el tratamiento de la infección por el VIH. El incremento en los niveles séricos se asocia a mayor riesgo de efectos secundarios derivados del uso de antirretrovirales.[67]

El uso concomitante de bebidas alcohólicas y didanosina potencia la toxicidad de dicha sustancia, con un incremento en el riesgo de desarrollo de pancreatitis. Cabe resaltar, también, que pacientes seropositivos pueden hacer uso de fármacos variados y que algunas asociaciones de tales fármacos con alcohol producen multiplicidad de efectos; se pueden citar los ansiolíticos, que al ser utilizados con alcohol se produce una potenciación del efecto de la embriaguez y el Metronidazol, cuya asociación con alcohol puede causar psicosis tóxica aguda.

INTERVENCIÓN EN INDIVIDUOS SEROPOSITIVOS Y CONSUMO DE ALCOHOL

Diversos estudios observan que el tratamiento para abuso y/o dependencia de sustancias reduce las conductas de riesgo en pacientes infectados por el VIH e incrementa la adhesión al tratamiento antirretroviral.[68-70]

Las intervenciones basadas en entrevista motivacional, intervención breve, prevención de recaída y terapia conductual y/o cognitivo-conductual demuestran una reducción en el consumo de alcohol e incremento en la adhesión al tratamiento antirretroviral.[71] Además, las intervenciones que plantean maneras de incrementar la adhesión, las ventajas del cumplimiento del tratamiento antirretroviral y las consecuencias por la interacción de los antirretrovirales con el alcohol se reflejan en un incremento en la tasa de adhesión al tratamiento y reducción en el consumo de sustancias.[67-69]

PREVENCIÓN DEL VIH Y CONSUMO DE ALCOHOL

Existen diversas maneras de intervenir con la finalidad de reducir la conducta sexual de riesgo para VIH. Entre las intervenciones que presentan mayores tasas de éxito, están aquellas que discuten tanto el uso de sustancias como la conducta sexual de riesgo para VIH. De ese modo, algunos investigadores se focalizan en el uso de sustancias a fin de reducir la conducta sexual de riesgo asociada al consumo de alcohol; otros lo hacen de manera inversa, discutiendo la conducta sexual de riesgo a fin de reducir el uso de alcohol asociado a los actos sexuales.

Kalichman et al.[5] realizaron una intervención con personas que consumían alcohol antes y/o durante el acto sexual. El objetivo de la intervención era el entrenamiento en habilidades sociales. Los resultados mostraron que los sujetos sometidos a la intervención presentaron un incremento en el uso de preservativo de un 25%

a un 65% y redujeron otras conductas sexuales de riesgo en los seis meses posteriores a las sesiones. Otro dato relevante fue la disminución en la creencia de que el consumo de alcohol antes o durante el acto sexual mejora el desempeño.

En cambio, otros autores se concentraron en la intervención para la prevención de la conducta sexual de riesgo en usuarios de alcohol. Los resultados mostraron que, tras el tratamiento, los individuos tuvieron menos parejas sexuales, usaron preservativo con más frecuencia y disminuyeron la práctica de sexo bajo efecto de alcohol.[27]

En general, las intervenciones señaladas como eficientes se basaron en el modelo conductual y/o cognitivo-conductual, en la orientación, en la entrevista motivacional y en la intervención breve. Se evaluó la eficiencia por medio de la reducción del uso de sustancias, ya sea antes o durante el acto sexual, ya sea en otros contextos, y del incremento de la conducta sexual segura, cuando ambos fenómenos se presentan asociados.[72,73]

CONSIDERACIONES FINALES

A la luz de las evidencias planteadas en este capítulo, se concluye que:

- el consumo de alcohol asociado a la práctica sexual es un factor de riesgo para la diseminación de ETS/VIH/SIDA. Cuando se practica sexo bajo el efecto de alcohol, la gente, tanto personas seropositivas como seronegativas, tienden a tener más parejas y a no utilizar preservativo;
- el sexo sin preservativo, múltiples parejas, parejas casuales, sexo a cambio de dinero, uso de otras drogas y crímenes sexuales son más frecuentes en usuarios de alcohol que en personas abstemias;
- las prevalencias de ETS/VIH/SIDA son mayores entre quienes consumen alcohol que entre los abstemios;
- aunque la práctica de sexo bajo efecto de alcohol es más frecuente en hombres, adolescentes, jóvenes adultos y profesionales del sexo, dicha asociación se ha observado incluso entre las mujeres;

Problemas específicos: alcohol y VIH/SIDA

- tanto el beber intenso, episódico o continuo, como el beber moderado se han asociado a la conducta sexual de riesgo;
- el consumo de alcohol entre personas seropositivas ha sido asociado a mayores tasas de falta de adherencia al tratamiento antirretroviral;
- para mensurar y/o analizar el riesgo existente en la práctica de sexo bajo efecto de alcohol, se debe comprender el ambiente en que se utiliza la bebida;
- intervención breve, entrevista motivacional y terapia conductual y/o cognitivo-conductual son las intervenciones que encontraron resultados más eficaces en la reducción de la conducta sexual de riesgo y de consumo de alcohol, y en el incremento de la adhesión a los antirretrovirales tanto en personas seropositivas como en seronegativas.

REFERENCIAS BIBLIOGRÁFICAS

1. Cebrid/Unifesp. II Levantamento domiciliar sobre o uso de drogas psicotrópicas no Brasil, 2005. Disponible en: www.unifesp.br/dpsicobio/cebrid/.
2. Stoner S, Georde WH, Peter LM, Norris J. Liquid courage: alcohol fosters risk sexual decision-making in individuals with sexual fears. Aids Behavior 2007; 11:227-37.
3. Chander G, Himelhoch S, Moore R. Substance abuse and psychiatric disorder in HIV-positive patients. Drugs 2006; 6:769-89.
4. Seloilwe ES. Factors that influence the spread of HIV/Aids among students of the University of Botswana. J Assoc Nurses Aids Care 2005; 16(3):3-10.
5. Kalichman SC, Simbayi LC, Vermaak R, Cain D, Jooste S, Peltzer K. HIV/Aids risk reduction counseling for alcohol using sexually transmitted infections clinic patients in Cape Town, South Africa. J Acquir Immune Defic Syndr 2007; 44(5):594-600.
6. Greig A, Peacock D, Jewkes R, Msimang S. Gender and Aids: time to act. Aids, 2008; 22,Suppl 2:S35-43.
7. Ministério da Saúde. Boletim epidemiológico 2006. Disponible en: www.aids. gov.br.
8. Joint United Nation Programme on HIV/Aids – Unaids. Aids epidemic update, 2007. Disponible en: www.unaids.org.
9. Joint United Nation Programme on HIV/Aids – Unaids. Alcohol use and sexual risk behaviour: a cross-cultural study in eight countries, 2006. Disponible en: www.unaids.org.
10. Castilla J, Barrio G, Belza MJ, Fuente L. Drugs and alcohol consumption and sexual risk behavior among young adults: results from a national survey. Drug Alcohol Dep 1999; 56:47-53.

11. Kalichman SC, Simbayi LC, Kaufman M, Cain D, Jooste S. Alcohol use and sexual risks for HIV/Aids in sub-Saharan Africa: systematic review of empirical findings. Prev Sci 2007; 8(2):141-51.

12. Jones DL, Weiss SM, Chitalu N, Villar O, Kumar M, Bwalya V et al. Sexual risk intervention in multiethnic drug and alcohol users. Am J Infect Dis 2007; 3(4):169-76.

13. Weiser SD, Leiter K, Heisler M, McFarland W, Percy-de Korte F, DeMonner SM et al. A population-based study on alcohol and high-risk sexual behaviors in Botswana. Aids Care 2006; 3:387-92.

14. Benotsch EG, Pinkerton SD, Dyatlov RV, DiFranceisco W, Smirnova TS, Dudko VY et al. HIV risk behavior in male and female Russian sexually transmitted disease clinic patients. Int J Behav Med 2006; 13(1):26-33.

15. Sivaram S, Srikrishnan AK, Latkin C, Iriondo-Perez J, Go VF, Solomon S et al. Male alcohol use and unprotected sex with non-regular partners: evidence from wine shops in Chennai, India. Drug Alcohol Depend 2008; 1(94)3:133-41.

16. Ministério da Saúde. Boletim epidemiológico Aids 2006. Disponible en: www.aids.gov.br.

17. Abdo C. Estudo da vida sexual do brasileiro. São Paulo: Bregantini, 2006.

18. Malow RM, Dévieux JG, Rosenberg R, Samuels DM, Jean-Gilles MM. Alcohol use severity and HIV sexual risk among juvenile offenders. Subst Use Misuse 2006; 41(13):1769-88.

19. Silveira CM, Wang YP, Andrade AG, Andrade L. Heavy drinking in the São Paulo epidemiologic catchment area study in Brazil: gender and socio-demographics correlates. J Stud Alcoh 2007; 68:18-27.

20. Halpern-Felsher BL, Millstein SG, Ellen JM. Relationship of alcohol use and risky sexual behavior: a review and analysis of findings. Journal of Adolescent Health 1996; 19:331-6.

21. Leigh BC, Temple MT, Trocki KF. The relationship of alcohol use to sexual activity in a U.S. national sample. Soc Science Med 1994; 39:1527-35.

22. Madhivanan P, Hernandez A, Gogate A, Stein E, Gregorich S, Setia M et al. Alcohol use by men is a risk factor for the acquisition of sexually transmitted infections and human immunodeficiency virus from female sex workers in Mumbai, India. Sex Transm Dis 2005; 32(11):685-90.

23. Simbayi LC, Kalichman SC, Cain D, Cherry C, Jooste S, Mathiti V. Alcohol and risks for HIV/Aids among sexually transmitted infection clinic patients in Cape Town, South Africa. Subst Abus 2006; 27(4):37-43.

24. Bimbi DS, Nanin JE, Parsons JT, Vicioso KJ, Missildine W, Frost DM. Assessing gay and bisexual men's outcome expectancies for sexual risk under the influence of alcohol and drugs. Subst Use Misuse 2006; 41(5):643-52.

25. Busen NH, Marcus MT, Von Sternberg KL. What African-American middle school youth report about risk-taking behaviors. J Pediatr Health Care 2006; 20(6):393-400.

Problemas específicos: alcohol y VIH/SIDA

26. Carey KB. Understanding binge drinking: introduction to the special issue. Psych of Addic Beh 2001; 15(4):283-6.

27. Griffin KW, Botvin GJ, Nichols TR. Effects of a school-based drug abuse prevention program for adolescents on HIV risk behavior in young adulthood. Prev Sci 2006; 7(1):103-12.

28. Liu A, Kilmarx P, Jenkins RA, Manopaiboon C, Mock PA, Jeeyapunt S et al. Sexual initiation, substance use, and sexual behavior and knowledge among vocational students in northern Thailand. Int Fam Plan Perspect 2006; 32(3):126-35.

29. Bachanas PJ, Morris MK, Lewis-Gess JK, Sarett-Cuasay EJ, Flores AL, Sirl KS et al. Psychological adjustment, substance use, HIV knowledge, and risky sexual behavior in at-risk minority females: developmental differences during adolescence. J Pediatr Psychol 2002; 27(4):373-84.

30. Diclemente RJ, Wingood GM, Sionean C, Crosby R, Harrington K, Davies S et al. Association of adolescents' history of sexually transmitted disease (STD) and their current high-risk behavior and STD status: a case for intensifying clinic-based prevention efforts. Sex Transm Dis 2002; 29(9):503-9.

31. Malow RM, Dévieux JG, Jennings T, Lucenko BA, Kalichman SC. Substance-abusing adolescents at varying levels of HIV risk: psychosocial characteristics, drug use, and sexual behavior. J Subst Abuse 2001; 13(1-2):103-17.

32. Saranrittichai K, Sritanyarat W, Ayuwat D. Adolescent sexual health behavior in Thailand: implications for prevention of cervical cancer. Asian Pac J Cancer Prev 2006; 7(4):615-8.

33. Dermen KH, Cooper ML, Agocha VB. Sex-related alcohol expectancies as moderators of the relationship between alcohol use and risky sex in adolescents. J Stud Alcohol 1998; 59(1):71-7.

34. Messiah A, Bloch J, Blin P. Alcohol or drug use and compliance with safer sex guidelines for STD/HIV infection. Results from the French National Survey on Sexual Behavior (ACSF) among heterosexuals. Analyses of behavior sexual in France. Sex Transm Dis 1998; 25(3):119-24.

35. Locke TF, Newcomb MD. Correlates and predictors of HIV risk among inner-city African American female teenagers. Health Psychol 2008; 27(3):337-48.

36. Essien EJ, Ogungbade GO, Kamiru HN, Ekong E, Ward D, Holmes L. Emerging sociodemographic and lifestyle predictors of intention to use condom in human immunodeficiency virus intervention among uniformed services personnel. Mil Med 2006; 171(10):1027-34.

37. Sam NE, Ao TT, Masenga EJ, Seage GR, Kapiga SH. Human immunodeficiency virus type 1 among bar and hotel workers in northern Tanzania: the role of alcohol, sexual behavior, and herpes simplex virus type 2. Sex Transm Dis 2006, 33(3):163-9.

38. Roberts ST, Kennedy BL. Why are young college women not using condoms? Their perceived risk, drug use, and developmental vulnerability may provide important clues to sexual risk. Arch Psychiatr Nurs 2006; 20(1):32-40.

39. Trepka MJ, Kim S, Pekovic V, Zamor P, Velez E, Gabaroni MV. High-risk sexual behavior among students of a minority-serving university in a community with a high HIV/Aids prevalence. J Am Coll Health 2008; 57(1):77-84.
40. Msuya SE, Mbizvo E, Hussain A, Uriyo J, Sam NE, Stray-Pedersen B. HIV among pregnant women in Moshi Tanzania: the role of sexual behavior, male partner characteristics and sexually transmitted infections. Aids Res Ther 2006; 3:27-34.
41. Fisher JC, Cook PA, Sam NE, Kapiga SH. Patterns of alcohol use, problem drinking, and HIV infection among high-risk African women. Sex Transm Dis 2008; 35,6:537-44.
42. Patterson TL, Semple SJ, Zians JK, Strathdee SA. Methamphetamine-using HIV-positive men who have sex with men: correlates of polydrug use. J Urban Health 2005; 82(1):i120-6.
43. Pinto D, Mann C, Wainberg M, Mattos P, Oliveira S. Sexuality and vulnerability to HIV among the severely mentally ill: an ethnographic study of psychiatric institutions. Cad Saúde Pública 2007; 23(9):2224-33.
44. Wainberg ML, McKinnon K, Mattos P, Pinto D, Elkington KS, Mann C et al. PRISSMA Project. Is it Brazilian? A model for adapting evidence-based behavioral interventions to a new culture: HIV prevention for psychiatric patients in Rio de Janeiro, Brazil. Aids and Behavior 2007; 1,6:872-83.
45. Tolou-Shams M, Brown LK, Houck C, Lescano CM. Project SHIELD Study Group. The association between depressive symptoms, substance use and HIV risk among youth with an arrest history. J Stud Alcohol Drugs 2008; 69(1):58-64.
46. Baltieri DA, Andrade AG. Alcohol and drug consumption among sexual offenders. Forensic Science International 2008; 175(1):31-5.
47. Baltieri DA, Andrade AG. Comparing serial and nonserial sexual offenders: alcohol and street drug consumption, impulsiveness and history of sexual abuse. Revista Brasileira de Psiquiatria 2008; 30(1):25-31.
48. Gerbi GB, Davis CG, Habtemariam T, Nganwa D, Robnett V. The association between substance use and risky sexual behaviors among middle school children. J Behav Med 2008; 22:105:114.
49. Abbey A, Zawacki T, Buck PO, Testa M, Parks K, Norris J et al. How does alcohol contribute to sexual assault? Explanations from laboratory and survey data. Alcohol Clin Exp Res 2002; 26;4:575-81.
50. Meade CS, Sikkema KJ. HIV risk behavior among adults with severe mental illness: a systematic review. Clinical Psychology Review 2005; 25:433-57.
51. Palepu A, Raj A, Horton NJ, Tibbetts N, Meli S, Samet JH. Substance abuse treatment and risk behaviors among HIV-infected persons with alcohol problems. Journal of Substance Abuse Treatment 2005; 28:3-9.
52. Henrich TJ, Lauder N, Desai MM, Sofair AN. Association of alcohol abuse and injection drug use with immunologic and virologic responses to HAART in HIV-positive patients from urban community health clinics. J Community Health 2008;33;2:69-77.

53. Kim TW, Palepu A, Cheng DM, Libman H, Saitz R, Samet JH. Factors associated with discontinuation of antiretroviral therapy in HIV-infected patients with alcohol problems. Aids Care 2007;19;8:1039-47.
54. Olalla J, Pulido F, Rubio R, Costa MA, Monsalvo R, Palenque E et al. Paradoxical responses in a cohort of HIV-1-infected patients with mycobacterial disease. The International Journal of Tuberculosis and Lung Disease: The Official Journal of the International Union against Tuberculosis and Lung Disease 2002; 6:71-5.
55. Chesney MA, Koblin BA, Barresi PJ, Husnik MJ, Celum CL, Colfax G et al. An individually tailored intervention for HIV prevention: baseline data from the Explore Study. American Journal of Public Health 2003; 93:933-8.
56. Johnson MO, Charlebois E, Morin SF, Remien RH, Chesney MA. Effects of a behavioral intervention on antiretroviral medication adherence among people living with HIV: the healthy living project randomized controlled study. J Acquir Immune Defic Syndr 2007; 15;46(5):574-80.
57. Kerr T, Palepu A, Barness G, Walsh J, Hogg R, Montaner J et al. Psychosocial determinants of adherence to highly active anti-retroviral therapy among injection drug users in Vancouver. Antiviral Therapy 2004; 9:407-14.
58. Arnten JH, Demas PA, Grant RW, Richard W, Howard MD, Ellie E et al. Impact of injective drug use on antiretroviral therapy adherence and viral suppression in HIV-infected drug user. J Gen Inter Med 2002; 17(5):1190-7.
59. Berg KM, Demas PA, Howard AA, Schoenbaum EE, Gourevitch MN, Arnsten JH. Gender differences in factors associated with adherence to antiretroviral therapy. J Gen Inter Med 2004; 19(11):1111-7.
60. Cheever LW. The treatment of HIV/Aids was revolutionized in the mid 1990's with the advent of highly active anti-retroviral therapy (HAART). Patient Education and Counseling 2002; 46:91-2.
61. Malbergier A. The use of alcohol and HIV treatment compliance in Brazil. Cali's Conference 2008: XIII International Course on Infectious Diseases and XIV Comprehensive Meeting on Aids, 2008.
62. Howard AA, Arnsted JH, Lo Y, Vlahov D, Rich JD, Schuman P et al. A prospective study of adherence and viral load in a large multi-center cohort of HIV-infected women. Aids 2002; 8(16)16:2175-82.
63. Braithwaite RS, McGinnis KA, Conigliaro J, Maisto AS, Crystal S, Day N et al. A temporal and dose-response association between alcohol consumption and medication adherence among veterans in care. Alcohol Clin Exp Res 2005; 29,7: 1190-7.
64. Cook RL, Sereika SM, Hunt SC, Woodward WC, Erlen JA, Conigliaro J. Problem drinking and medication adherence among person with HIV infection. J Gen Intern Med 2001; 16(2):83-8.
65. Samet JH, Horton NJ, Meli S, Palepu A, Freedberg KA. Alcohol consumption and antiretroviral adherence among HIV-infected person with alcohol problem. Alcohol Clinic Exp Res 2004; (28)4:572-7.

66. Lucas GM, Gebo KA, Chaisson RE, Moore R. Longitudinal assessment of the effects of drug and alcohol abuse on HIV-1 treatment outcomes in a urban clinic. Aids 2002; 16:767-74.

67. Gossop M, Marsden J, Stewart D, Treacy S. Reduced injection risk and sexual risk behavior after drug misuse treatment: results from the National Treatment Outcome Research Study. Aids Care 2002; 14:77-93.

68. Margolin A, Avants SK, Warburton LA, Hawkins KA, Shi J. A randomized clinical trial of a manual-guided risk reduction intervention for HIV-positive injection drug user. Health Psychology 2003; 22:223-8.

69. Prendergast M, Podus D, Chang E, Urada D. The effectiveness of drug abuse treatment: a meta-analysis of comparison group studies. Drug and Alcohol Dependence 2002; 67:53-72.

70. Turner BJ, Fleishman JA, Wenger N, Stein MD, Longshore D, Bozzete SA et al. Effects of drugs abuse and mental disorders on use and type of antiretroviral therapy in HIV-infection person. J Gen Intern Med 2001; 16(9):625-33.

71. Jones DL, Ross D, Weiss SM, Bhat G, Chitalu N. Influence of partner participation on sexual risk behavior reduction among HIV-positive Zambian women. J Urban Health 2005; 82(Suppl 4):92-100.

72. McMahon RC, Malow RM, Jennings TE, Gomez CJ. Effects of a cognitive-behavioral HIV prevention intervention among HIV negative male substance abusers in VA residential. Aids Educ Prev 2001; 13(1):91-107.

73. Naar-King S, Wright K, Parsons JT, Frey M, Templin T, Lam P et al. Healthy choices: motivational enhancement therapy for health risk behaviors in HIV-positive youth. Aids Educ Prev 2006; 18(1):1-11.

La violencia y el consumo nocivo de alcohol

Danilo Antonio Baltieri
Fernanda Cestaro Prado Cortez

INTRODUCCIÓN

La relación entre consumo de alcohol y crimen ha sido reconocida como un serio problema social en todo el mundo. El alcohol puede ser la causa directa de un crimen, una vez que facilita la desinhibición o el perjuicio cognitivo. Ambos pueden compartir un tercer factor agravante, como la personalidad del individuo y las desventajas sociales. Las actividades criminales pueden facilitar el consumo de bebidas alcohólicas, aunque dicha asociación también puede ser espuria.

El sistema penal brasileño exime de pena al agente que, en el momento del crimen, no poseyera la completa capacidad de entender la ilicitud del hecho o de portarse según esa comprensión. Por otra parte, la embriaguez, voluntaria o culposa, no excluye la imputabilidad, excepto en los casos fortuitos o de fuerza mayor.

El adecuado conocimiento de las leyes resulta esencial para psiquiatras implicados en evaluaciones forenses o clínicas, que deben facilitar al juzgador elementos contundentes y de buena capacidad pronóstica para la consideración de la no imputabilidad penal. Además, reconocer los varios aspectos criminológicos relacionados a la génesis del crimen es materia esencial en el contexto clínico y forense.

El consumo inadecuado de bebidas alcohólicas produce efectos deletéreos en diversos sectores de la vida de los bebedores. Además de las complicaciones físicas y psiquiátricas, muchos problemas sociales y legales relacionados a ese consumo se describen ampliamente en la literatura.

La interfaz entre el consumo de bebidas alcohólicas y la conducta violenta o agresiva ha sido materia de intensas investigaciones en todo el mundo. Aunque la asociación directa sea difícil, es posible sugerir que el consumo inadecuado de bebidas alcohólicas se relaciona a crímenes violentos. Asimismo, se deben considerar siempre otros factores criminológicos.

En ocasiones, se llama al psiquiatra para emitir opinión sobre el estado mental de una persona que cometió un crimen bajo los efectos de bebidas alcohólicas, para evaluar la necesidad de interdicción civil de otra persona con complicaciones psiquiátricas o neurológicas asociadas a tal consumo, o para averiguar la capacidad para el trabajo entre algunos bebedores. En cualquiera de esas situaciones, se encuentra la imperativa necesidad de conocer los principales aspectos de los códigos legales que tratan esos temas, así como las consecuencias del uso nocivo de bebidas alcohólicas para la salud.

Además de los códigos y las leyes, se necesita una visión amplia e integradora sobre los diferentes aspectos de la criminología, visto que el crimen es un fenómeno complejo y multifactorial, lo que a menudo impide una relación directa y causal entre el consumo de bebidas alcohólicas y las actividades criminales.

EPIDEMIOLOGÍA

El consumo de alcohol es un fenómeno mundial que traspasa fronteras nacionales, culturales, sociales, políticas y económicas, y puede resultar incontables complicaciones que abarcan las áreas física, jurídica, profesional, escolar, social y familiar.

EN BRASIL

El Centro Brasileño de Información sobre Drogas Psicotrópicas del Departamento de Psicobiología de la Universidad Federal de São Paulo (CEBRID/Unifesp), en un estudio domiciliario sobre el uso de drogas psicotrópicas que involucró 107 ciudades con más de 200 mil habitantes e incluyó como población objeto a individuos entre 12 y 65 años de edad, observó que el consumo de alcohol fue de un 74,6%.

La estimación de dependencia alcohólica en Brasil es de un 12,3%, lo que representa cerca de 20.910.000 individuos.[1]

EN EL MUNDO

En EE.UU., se puede considerar dependiente de alcohol a cerca de un 8,46% de la población entre 18 y 65 años de edad, lo que representa cerca de 17,6 millones de americanos.[2,3] En dicho país, alrededor de un 25% de los jóvenes entre 18 y 24 años de edad hacen uso intenso de bebidas (definido como más de 5 dosis por ocasión) más de 12 veces al año.

Europa es la parte del mundo que más produce y consume bebidas alcohólicas. Parece haber, sin embargo, una amplia variabilidad entre los diversos países europeos en cuanto a la prevalencia de la dependencia alcohólica. Cerca de un 11,5% de la población adulta de Finlandia y un 4% de la población adulta de Suiza, por ejemplo, se pueden considerar dependientes de la sustancia.[4]

ALCOHOL Y VIOLENCIA

VISIÓN GENERAL

Una de las principales complicaciones resultantes del consumo de sustancias psicoactivas son los problemas con la justicia. Diversos estudios señalan la estrecha relación entre el consumo de alcohol y de otras drogas y el crimen.[5-7] Además, el consumo inadecuado de bebidas alcohólicas ha sido asociado al mayor riesgo de reincidencia criminal.[8]

De hecho, la asociación entre el uso nocivo de alcohol y la violencia ha sido descrita por célebres criminólogos. Lombroso,[9] por ejemplo, escribió que ¾ de todos los crímenes de su época en Inglaterra se relacionaban al consumo de bebidas etílicas. Howard[10] también se pronunció a este respecto, afirmando que el alcohol «perjudica el juicio, entorpece la razón y debilita la voluntad; a la vez, excita los sentidos, inflama las pasiones y libera la más primitiva 'fiera', antes contenida por las restricciones sociales».

El consumo nocivo de bebidas alcohólicas, en especial durante los episodios de intoxicación, representa un importante riesgo para la perpetración de actos violentos, que incluye homicidios, crímenes sexuales y violencia familiar.[11,12] Sin embargo, los estudios sobre la relación entre crimen y alcohol en general fallan en la diferenciación entre uso nocivo, síndrome de dependencia alcohólica o episodio de intoxicación.

Según Sinha y Easton,[13] una de las creencias más usuales en el medio jurídico es la de que los criminales, en función del constante incumplimiento de las reglas sociales, terminan por involucrarse, además, en el uso de sustancias psicoactivas. A su vez, en el ambiente médico especializado en dependencias químicas, la creencia predominante es que la mayoría de los agresores usuarios de alcohol y de otras drogas son, en realidad, individuos que hacen uso inadecuado de sustancias psicoactivas y, a causa del abuso o de la dependencia, se involucran en las más variadas actividades ilícitas.

Existen crímenes que están directamente relacionados al consumo de bebidas alcohólicas, como el conducir embriagado y perturbar el orden público estando intoxicado. Sin embargo, asociar causalmente un crimen violento, como homicidio, robo o violación, únicamente al uso nocivo de bebidas resulta poco sustentable.

Se encuentra una relación compleja entre el consumo de bebidas alcohólicas y el crimen.[14] Goldstein[15] señala tres factores de conexión entre el consumo de drogas en general y las actividades criminales:

- los propios efectos psicofarmacológicos de las sustancias provocarían conductas inadaptadas y violentas, lo que resultarían actividades ilícitas;
- las necesidades económicas de los usuarios conducirían a actos criminales por parte del dependiente para mantener el propio vicio;
- la propia violencia asociada al tránsito y al mercado de drogas (crimen organizado).

La violencia y el consumo nocivo de alcohol

Ese modelo tripartito resulta más útil para la asociación entre el consumo de drogas ilícitas y las actividades criminales. Asimismo, la literatura científica señala que los efectos psicofarmacológicos de las drogas ilícitas no justifican la sustancial proporción de la violencia relacionada al consumo de sustancias psicoactivas. Las evidencias de tal asociación son muy débiles, sobre todo cuando otros factores, como los demográficos y los antecedentes personales y familiares, se incluyen en los análisis.[16] Otros dos factores de conexión, es decir, las necesidades económicas para mantener el patrón de uso y el tránsito, parecen contribuir con la asociación más significativa entre el uso de drogas ilícitas y el crimen.[17,18] Moffitt et al.,[19] por ejemplo, señalaron mayor consumo de alcohol y marihuana, así como mayor riesgo de reincidencia criminal, entre adolescentes con condiciones sociales precarias. Según Wiesner et al. (2005), los agresores reincidentes en crímenes violentos presentaron una historia previa de uso inadecuado de bebidas alcohólicas antes de los 21 años de edad con más frecuencia que los no agresores, sin que el control de la dependencia alcohólica causara cambio significativo en la tasa de reincidencia criminal para ese grupo. Sin embargo, tal hecho no supone que el control o el tratamiento del uso abusivo de sustancias psicoactivas sea ineficaz para la reducción de la reincidencia criminal; significa que el control, por sí solo, puede no ser suficiente.

De manera general, el alcohol etílico se relaciona al 50% de todos los homicidios, al 30% de los suicidios y de los intentos de suicidio y a la mayoría de los accidentes fatales de tránsito.[20] En función de esos datos, hubo un incremento de las solicitudes de evaluaciones psiquiátrico-forenses para agresores usuarios de drogas, con vistas a la realización de una acurada evaluación del examinado, que tiene por objeto verificar el diagnóstico de abuso o síndrome de dependencia a sustancias psicoactivas, así como la existencia de otro trastorno psiquiátrico comórbido, también la evaluación de la necesidad y potencial beneficio de un tratamiento psiquiátrico o psicológico.

En la literatura, parece haber relativo consenso sobre dos factores íntimamente asociados a las actividades criminales, es decir, el doble diagnóstico concomitante de alcoholismo y trastorno de personalidad antisocial del infractor y la historia previa de actividad criminal, o sea, la reincidencia criminal.[7]

VISIÓN ESPECÍFICA

En lo que concierne al uso abusivo de alcohol propiamente dicho, únicamente los efectos psicofarmacológicos, como la desinhibición y el descontrol impulsivo, son capaces de colaborar para una conducta menos reglada y, a veces, violenta. Las diferentes formas de regular el mercado de drogas y la necesidad financiera para adquirir el alcohol no son factores significativos en la conexión entre crimen y bebidas alcohólicas.

Fagan[21] apunta algunos factores que pueden explicar las posibles asociaciones entre el consumo de alcohol y la violencia. En realidad, la conducta violenta puede ser una consecuencia esperada o no del consumo de alcohol. Una persona puede beber con el objetivo de practicar actos agresivos, lo que se conoce jurídicamente como «embriaguez preordenada», o puede beber sin ese objetivo y, aún así, demostrar conductas agresivas. Los tres factores de conexión entre alcohol y crimen, según ese autor, son:

- el propio efecto farmacológico del alcohol;
- el hecho de que el consumo de alcohol puede ser referido como una «excusa» por las conductas aberrantes y violentas de los usuarios;
- la existencia de otros factores que favorecen tanto el consumo de bebidas como la conducta violenta, tales como ciertos aspectos del temperamento del individuo (impulsividad y baja evitación de riesgos), que generan la conducta indeseable.

A pesar de los intentos de categorizar las diferentes formas de conexión entre consumo de bebidas alcohólicas y crimen o conducta violenta, se deben considerar múltiples variables durante las evaluaciones.

La conducta agresiva asociada al consumo de bebidas alcohólicas ha sido atribuida, muchas veces, a los efectos farmacológicos del alcohol, que disminuyen la inhibición conductual e incrementan la excitabilidad psicológica. Sin embargo, aunque se conoce una fuerte relación entre alcohol y violencia, la mayoría de los individuos no se pone agresiva estando intoxicada. Una explicación para tal hecho sería que, a

La violencia y el consumo nocivo de alcohol

pesar de los efectos farmacológicos de las bebidas alcohólicas, muchos de los individuos que se ponen agresivos cuando están intoxicados están más predispuestos a comportarse de manera violenta y/o presentan otros factores de riesgo situacionales, entre los cuales se destacan la provocación de terceros, situaciones de amenaza real o interpretada, frustración, presión social hacia la conducta agresiva etc.[22]

Goldstein[23] considera que la relación entre el uso de sustancias psicoactivas y la violencia se debe comprobar en un modelo conductual complejo. Los principales factores atribuidos a la conducta violenta, con especial atención a la relación alcohol/drogas/crimen, son:

- influencia de los antecedentes del delincuente;
- antecedentes personales y familiares: abuso físico/sexual, negligencia, experiencias inadecuadas de socialización y agresiones durante la infancia y la adolescencia;
- antecedentes culturales: valores adquiridos, creencias y normas interiorizadas;
- condiciones recientes: efectos farmacológicos de la sustancia consumida (deterioro cognitivo, labilidad emocional, agitación psicomotriz, anhelo extremo o *craving* e irritabilidad);
- condiciones sociales: carencia de control social, desorganización familiar y falta de oportunidades de empleo y de educación;
- condiciones económicas: necesidad financiera, falta de recursos financieros para conseguir la droga y deudas;
- situacional: ambiente, domicilio y convivencia con otros delincuentes (vecindario, pandillas).

A pesar de la importancia de los diferentes aspectos psicosociales y neurobiológicos en la génesis del crimen, el consumo inadecuado de alcohol y de otras drogas seguramente representa un factor agravante importante, que da como cierta su relación con el crimen. Tal asociación no siempre es de fácil constatación, ya que, una buena parte de los estudios retrospectivos se basa en los relatos de los propios condenados, y no siempre se incluyen en las investigaciones otras variables. Sin embargo, Scott et al.[24] refieren que, aún cuando se consideran otras variables de-

145

mográficas (sexo, estatus socioeconómico, estado marital) y psiquiátricas (rasgos impulsivos y de personalidad), el consumo inadecuado de bebidas alcohólicas sigue sólidamente asociado a la violencia física.

En una muestra inglesa de 1.594 homicidios ocurridos entre los años 1996 y 1999, un 42% presentó historia de consumo de alcohol y/o de drogas por parte del agresor y/o de la víctima. En general, los agresores eran hombres con historia de reincidencia criminal, y presentaban antecedentes personales de conductas violentas, trastornos de personalidad y contacto previo con servicios de salud mental.[25] De hecho, las personas con diagnóstico de trastorno de personalidad del tipo antisocial suelen presentar precoz e inadecuado consumo de alcohol y de otras drogas, además de problemas con la justicia. Los individuos con graves conductas antisociales en la infancia suelen evolucionar con dificultades académicas, relaciones con pares delincuentes, consumo de alcohol y de otras drogas, síntomas depresivos, conducta sexual de riesgo y dificultades para mantener un trabajo.[26] Según Wiesner et al.,[19] varios estudios señalan una relación significativa entre el consumo de alcohol y de drogas entre jóvenes agresores reincidentes y la consecuente aparición de síntomas depresivos en el inicio de la adultez. Un proceso continuo de falta de oportunidades y recursos económicos y sociales escasos contribuiría para la continuidad en actividades ilícitas durante la adultez. Además, los agresores reincidentes tenderían a mantenerse en situaciones de riesgo, como la vinculación con grupos de delincuentes, que refuerza las conductas de desviación en la adultez, como el uso de sustancias psicoactivas. Los autores estudiaron rasgos de personalidad antisocial, historia criminal familiar y factores sociodemográficos de agresores juveniles y encontraron niveles significativos de conducta agresiva relacionada a la mayor gravedad del consumo de alcohol, de drogas y a los síntomas depresivos.

La combinación entre conductas antisociales y uso de sustancias ilícitas contribuye para el mantenimiento de un estilo de vida criminal. Taylor[27] y Draine et al.[28] sustentaron que, entre todas las drogas, el uso nocivo de bebidas alcohólicas es lo que más fuertemente se asocia a las altas tasas de reincidencia criminal. Los agresores y las víctimas de crímenes violentos a menudo relatan consumo de alcohol antes de la ocurrencia de actos ilícitos, tales como violación, robos y homicidios.

CRÍMENES SEXUALES

El abuso de alcohol por parte de agresores y/o víctimas está presente en un 30% a un 70% de los casos de violación.[29,30] Una proporción bastante variable de mujeres abusadas sexualmente (un 30% a un 55%) refiere historia regular de consumo de alcohol y de otras sustancias.[31-34] Lipsky et al.[35] señalaron la gran frecuencia de abuso y dependencia alcohólica entre mujeres víctimas de agresión sexual familiar. En un estudio sobre el uso de drogas y la perpetración de conductas agresivas, las víctimas reportaron que sus agresores estaban bajo la influencia de alcohol en un 53,3% de casos.[36] En los casos en que las víctimas estaban intoxicadas, la conducta sexualmente ofensiva del perpetrador fue relatada como más violenta.[37]

Wildom y Hiller-Sturmhofel[8] reiteran la estrecha relación entre violencia sexual y consumo de bebidas alcohólicas. Baltieri y Andrade[38] señalan que el consumo de alcohol puede interferir en la capacidad del agresor de interpretar señales eróticas, recordando que, bajo la influencia de alcohol, el hombre tiende a centrarse más en el deseo inmediato que en la aprobación social. Los autores demostraron, además, que el consumo de alcohol entre adultos agresores de niños del sexo masculino es significativamente más grave que el consumo de alcohol entre adultos agresores de niños del sexo femenino, hecho que se puede relacionar al mayor riesgo de reincidencia criminal.[39]

A pesar de la asociación entre alcohol y crímenes sexuales, no se encuentra una evidencia sólida sobre el impacto causal del uso nocivo de bebidas alcohólicas en la conducta sexualmente ofensiva. Algunos investigadores muestran que, durante los crímenes llamados «contra las costumbres» (crímenes sexuales), los ofensores habían hecho uso de bebidas alcohólicas de la misma forma en que lo harían en otras situaciones en las cuales no se involucraron en actividades ilícitas. Sin embargo, otros estudios alegan que el consumo de alcohol puede servir para facilitar la conducta sexualmente agresiva sólo en los individuos propensos y con desviaciones en la preferencia sexual o fallas en el control conductual (impulsividad). Otros autores sugieren que las bebidas pueden ser utilizadas por parte de los agresores sexuales como una «excusa» para la práctica de la conducta inadecuada e ilícita.[40]

La falta de claridad sobre la relación entre consumo de bebidas alcohólicas y crímenes sexuales no es de sorprender, ya que está implicada una miríada de otros factores psicosociales, neurobiológicos y criminológicos.

En la actualidad, la agresión sexual contra menores de edad es una de las grandes preocupaciones. Miller et al.[41] sugieren tres teorías que justifican una relación directa entre el consumo abusivo de alcohol y la violencia sexual contra los niños.

Durante la fase de intoxicación, el usuario puede presentar conducta y lenguaje distintos que, eventualmente, se interpretan por terceros como eróticos, abusivos y amenazantes.

El agresor, al atribuir la conducta inadecuada al uso de alcohol, termina por eximirse de cualquier responsabilidad o culpa ante su conducta sexualmente patológica ya previamente existente.

El alcohol, siendo un depresor del sistema nervioso central, interfiere en el control de la conducta ejercido usualmente por centros inhibitorios cerebrales, provocando desinhibición de la conducta sexual.

ALCOHOL, ASPECTOS LEGALES

CÓDIGO DE HAMMURABI

> § 110: Si una sacerdotisa *naditum* o *ugbabtum*, que no reside en un convento gagu, abre una taberna o entra por cerveza en una taberna, a esa mujer, que la quemen.

A pesar de que el Código de Hammurabi es uno de los códigos de ley más antiguos de la humanidad, es de interés resaltar que él presenta cierta preocupación moral con el uso de bebidas alcohólicas. El artículo es el único, entre los 282 artículos de dicho código, promulgado entre los años de 1825 y 1787 a.C., que versa sobre bebidas alcohólicas como causa de punición severa (muerte por el fuego) para mujeres de la clase superior del clero babilónico.[42] Sin embargo, cabe resaltar que dicha punición no se aplicaba a hombres de cualquier clase o a las mujeres de clases inferiores.

CÓDIGO DEL DERECHO CANÓNICO

Cán. 1.324, § 1: El infractor no queda eximido de la pena, pero se debe atenuar la pena establecida en la ley o en el precepto, o emplear una penitencia en su lugar, cuando el delito ha sido cometido:
• por quien tenía sólo uso imperfecto de la razón;
• por quien carecía de uso de razón a causa de embriaguez u otra perturbación semejante de la mente, de la que fuera culpable.

Cán. 1.325: Al aplicar las prescripciones de los cc. 1.323 y 1.324, nunca se puede tener en cuenta la ignorancia crasa, supina o afectada; tampoco la embriaguez u otras perturbaciones mentales que se hayan provocado intencionadamente para cometer el delito o como circunstancia excusante; e igualmente la pasión, si se ha excitado o fomentado voluntariamente.

Cán. 1.345: Siempre que el delincuente tuviese sólo uso imperfecto de razón, o hubiese cometido el delito por miedo, necesidad, impulso de la pasión, embriaguez u otra perturbación semejante de la mente, puede también el juez abstenerse de imponerle castigo alguno si considera que de otra manera es posible conseguirse mejor enmienda.

El Código Canónico actual, promulgado por el Papa Juan Pablo II el 25 de enero de 1983, en vigor desde el 27 de noviembre de 1983, trata de la no imputabilidad del agente y de los crímenes cometidos en estado de embriaguez. Las penas impuestas en ese código son, en general, excomunión, penas expiatorias (despido del estado clerical, prohibición de vivir en determinado territorio y privación de derecho, encargo y oficio), penitencias y remedios penales.[43] Se ve una posición preocupada por la salud mental del infractor y busca proteger de las penas a aquellos que no poseen una adecuada capacidad de juicio y autodeterminación. Sin embargo, el consumo de alcohol con la finalidad de cometer el delito, así como en el Código Penal Brasileño, es situación agravante para la pena.

CÓDIGO PENAL BRASILEÑO

Según el Art. 28 del Código Penal Brasileño, puede sufrir imputación penal aquél que se puso en condiciones de embriaguez de forma culposa o dolosa, y en tal situación, cometió un delito.[44]

Según Sznick,[45] el alcohol es el principal agente de la embriaguez, seguido por las sustancias estupefacientes – de ahí que se pueda hablar de embriaguez por otras drogas.

Pedroso[46] relata que el término «embriaguez», en el diploma legal, consiste en el estado de intoxicación aguda y transitoria del organismo por alcohol o sustancias de efectos análogos (éter, cloroformo, barbitúricos y tóxicos o alucinógenos), que compromete las funciones fisiológicas, físicas e intelectuales de los individuos. De ese modo, la ley adopta el principio de la responsabilidad del individuo en el momento en que se empieza a beber, y no en el instante en que, en estado de embriaguez, se comete el acto criminal. Se comprueba, así, que el Código Penal Brasileño, al solventar de esa forma el problema de la embriaguez, desde el punto de vista de la responsabilidad penal, adoptó, en toda su extensión, la teoría de la *actio libera in causa*, o sea, «la acción es libre en su origen». Según tal teoría, si el dolo no es contemporáneo a la acción, es, al menos, contemporáneo al inicio de los eventos que culminaron en el resultado doloso.

Sznick[47] describe cinco fases en las que se desarrolla la *actio libera in causa*. Son ellas:

- voluntad inicial: el sujeto tiene ganas de beber y lo hace, en forma libre y consciente;
- estado de inconsciencia o subconsciencia: los actos realizados en la fase anterior, que fueron plenamente voluntarios y deseados, deben ser suficientes para causar perjuicio en la capacidad de juicio y crítica;
- conducta: se inicia por la conducta del agente, que se pone en determinada situación provocada por incapacidad temporal;
- predicción y volición del resultado: el agente debe querer el resultado y tener la posibilidad de prever las consecuencias de su acción en el momento en que se puso en estado de incapacidad;

- nexo causal: se exige que, entre la volición y el resultado realizado, exista un nexo causal objetivo y subjetivo que convierta al agente en responsable de su acción.

Según Pedroso,[46] la teoría de la acción libre se aplica no sólo a las situaciones en que el sujeto quiso el acaecimiento ulterior criminal (dolo directo) o asumió el riesgo de producirlo (dolo eventual), sino también a aquellas en que el evento delictivo era previsible.

Manzini,[48] en su Tratado de Derecho Penal Italiano, defiende la idea de que aun en los casos de embriaguez completa existe una voluntad residual, precedida por una voluntad originaria dolosa y por una acción consciente, que es imputable, aunque no estuviera presente en el momento del crimen.

La responsabilidad criminal se agrava, dentro de la ley, cuando el agente hace uso de bebida con la intención de facilitar la práctica del delito (art. 61, II, *l*, del Código Penal Brasileño – Embriaguez Preordenada).

El mismo artículo sostiene que, si el agente, por embriaguez completa proveniente de caso fortuito o de fuerza mayor, fuese, al tiempo de la acción o de la omisión, totalmente incapaz de entender el carácter ilícito del hecho o de portarse según tal comprensión, será considerado no imputable. En tanto que el agente que, por embriaguez proveniente de caso fortuito o de fuerza mayor, no poseía, al tiempo de la acción o de la omisión, plena capacidad de entender el carácter ilícito del hecho o de portarse según tal comprensión, cae en la imputabilidad reducida penal. Así que la simple intoxicación voluntaria o culposa no excluye la imputabilidad.

Según França,[49] la embriaguez por fuerza mayor y la embriaguez fortuita se pueden definir como:

- embriaguez por fuerza mayor: es aquella en que la capacidad humana es incapaz de prever o resistirse. La reducción de la pena es posible en casos como del Carnaval, cuando todos beben y alguien se entrega a ese procedimiento para no estar en desacuerdo con el medio y no contrariar a los circunstantes, o alguien que, en razón del trabajo, resulta obligado a permanecer en un lugar saturado de vapores etílicos. La embriaguez por fuerza mayor implica incluso aquella en la que el sujeto fue obligado a beber;

- embriaguez fortuita: es la embriaguez ocasional, rara, en momentos especiales, que presenta origen en un error comprensible y no en una acción predeterminada o imprudente. Por ejemplo, el individuo que, por engaño, consideró una bebida como inocua y que, en realidad, se trataba de una bebida con alto tenor alcohólico; o que tomó un medicamento que potencia los efectos de pequeñas dosis de etanol consideradas inocuas.

Según Bittencourt y Conde,[50] en la fuerza mayor, el hecho típico puede ser previsible, pero nunca evitable; mientras que en el caso fortuito, puede ser evitable, pero nunca es previsible.

Según la ley, se comprueba que la embriaguez completa no es suficiente para la exclusión de la culpabilidad. Es necesario que, en consecuencia de ella, resultante de caso fortuito o fuerza mayor, el individuo sea totalmente incapaz de entender la ilicitud del hecho o de actuar con tal comprensión (ausencia de capacidad intelectiva o volitiva). Sin embargo, no es necesario que tenga lugar la ausencia de ambas capacidades, ya que es suficiente uno de los efectos.

Muchos autores creen que la embriaguez continua, como en el caso del dependiente grave del alcohol, no excluye o disminuye la imputabilidad. Sin embargo, el alcohólico (consumo de alcohol en patrón de dependencia), que muchas veces presenta perjuicio de la crítica, del pensamiento y de la sensopercepción, debe merecer tratamiento penal diferenciado.

En el ámbito jurídico, la embriaguez se clasifica en:

- accidental: es la embriaguez producida por caso fortuito o fuerza mayor;
- culposa: relacionada con la imprudencia o la negligencia de beber en forma intensa y desconocer los efectos del alcohol;
- dolosa: el agente quiere embriagarse, pero no quiere cometer crimen. El sujeto sabe que, en estado de embriaguez, podrá cometer algún crimen, y aún así asume el riesgo y bebe;

- preordenada: es la forma de embriaguez en la cual el agente se embriaga con el propósito de cometer el crimen, siendo circunstancia agravante de la pena;
- habitual: el agente vive bajo la dependencia alcohólica;
- patológica: resulta de la ingestión de pequeñas dosis, con manifestaciones agresivas y violentas.[45]

Múltiples tratados de psiquiatría forense hacen énfasis en la clasificación de las dependencias químicas en tres grados: leve, moderada y grave.

En la leve, el individuo no presenta síntomas de síndrome de abstinencia y el uso de la sustancia psicoactiva ocurre durante fiestas o fines de semana. En la moderada, se usa la droga a menudo, en general diariamente, y el sujeto puede presentar cuadros de síndrome de abstinencia. Ya en la grave, la vida del dependiente se ve orientada por el consumo de la droga, con una pérdida completa del control ante el consumo.

En el ámbito de un modelo estático, algunas guías orientan a considerar la imputabilidad para los casos de dependencia leve, la imputabilidad reducida para los casos de dependencia moderada, y la no imputabilidad para los casos de dependencia grave. Sin embargo, según orienta el Código Penal, es necesario el examen pericial minucioso, consolidado en la capacidad de entender el carácter ilícito del hecho o en la posibilidad de actuar con tal comprensión, teniendo siempre en cuenta el tiempo de la acción o de la omisión. Eso significa que el dependiente grave puede presentar la comprensión exacta de la ilicitud de su acción y gozar de amplio poder de decisión, mientras que el dependiente leve se puede encajar en la cuestión de la no imputabilidad. Para el Derecho, importa menos el grado de dependencia que sus efectos sobre la consciencia y la voluntad del agente en el momento del crimen.[51]

Leyes de los antitóxicos

La Ley n. 11.343/2006 entró en vigor el 23 de agosto de 2006, vetando once disposiciones de la Ley n. 10.409/2002. De ese modo, entre varias modificaciones, están:

- la creación del Sistema Nacional de Políticas Públicas sobre Drogas (Sisnad), que prescribe medidas de prevención del uso indebido, atención y reinserción social de usuarios y dependientes de drogas, además, establece normas para la represión de la producción no autorizada y del tráfico de drogas y define crímenes;
- el abandono de la pena de cárcel para los usuarios de drogas que, según el Art. 28, se caracterizan por quienes adquieren, guardan, mantienen en depósito, transportan o traen consigo, para consumo personal, drogas sin autorización o en desacuerdo con la determinación legal o reglamentaria. Tal individuo se someterá a la advertencia sobre los efectos de las drogas, a la prestación de servicios a la comunidad y a medidas educativas de participación en programas o cursos educativos;
- la especificación de las actividades consideradas como crimen (Arts. 33 a 39), como importación y exportación de drogas, fabricación y venta sin autorización o en desacuerdo con la determinación legal, inducción de otros al uso de drogas, ofrecimiento de drogas para persona relacionada y prescripción de droga a un paciente que no la necesite.

Con la Nueva Ley de Tóxicos (Ley n. 11.343/2006), la legislación brasileña entra en consonancia con la política europea de reducción de daños al despenalizar la posesión de drogas para consumo personal. Tal hecho constituye una opción político-cultural minimalista, caracterizada por la mínima intervención del Derecho Penal.

Los Arts. 45 y 46 rezan:

> Está libre de pena el agente que, en razón de la dependencia o bajo el efecto proveniente de caso fortuito o fuerza mayor de droga era, al tiempo de la acción o de la omisión, cualquiera que haya sido la infracción penal practicada, totalmente incapaz de entender el carácter ilícito del hecho o de actuar según tal comprensión.
>
> Párrafo único: Al absolver al agente, reconociendo, por fuerza pericial, que éste presentaba, en el momento del hecho previsto en este artículo, las condiciones

referidas en el *caput* de este artículo, el juez podrá determinar, en el fallo, su derivación para tratamiento médico adecuado.

Se pueden reducir las penas de 1/3 a 2/3 si, por fuerza de las circunstancias previstas en el Art. 45 de dicha ley, el agente no poseía, al tiempo de la acción o de la omisión, plena capacidad de entender el carácter ilícito del hecho o de actuar según tal comprensión.[52]

Se trata de la definición de lo que es imputable o no en la gran área de las dependencias químicas. El Art. 26 del Código Penal Brasileño reza:

Está libre de pena el agente que, *por enfermedad mental o desarrollo mental incompleto o retrasado*, era, al tiempo de la acción o de la omisión, totalmente incapaz de entender el carácter ilícito del hecho o de actuar según tal comprensión.

Párrafo único: Se puede reducir la pena de 1/3 (un tercio) a 2/3 (dos tercios) si el agente, en virtud de perturbación de salud mental o por desarrollo mental incompleto o retrasado, no era totalmente capaz de entender el carácter ilícito del hecho o de actuar según tal comprensión.

La similitud de ambos artículos se hace evidente y *su función es enfatizar la existencia de ambos términos jurídicos*: enfermedad mental y dependencia. Jesus [44] afirma que, según la jurisprudencia, se puede considerar enfermedad mental sólo aquella que fue reconocida por la Psiquiatría, con un cuadro bien definido. Dentro de dicha especialidad, las dependencias químicas se consideran enfermedades, con rasgos diagnósticos definidos.

Ley de las Contravenciones Penales

La Ley de las Contravenciones Penales (Decreto-ley n. 3.688, de 3 de octubre de 1941), en su Art. 62, con vistas a proteger la incolumidad pública, prohíbe al individuo presentarse públicamente en estado de embriaguez, de manera que cause escándalo o ponga en peligro la seguridad propia o ajena. En su Párrafo

Único, dice que, si la embriaguez es habitual, se debe ingresar al contraventor en un hospital de custodia y tratamiento.

En su Art. 63, prohíbe la venta de bebidas alcohólicas a menores de 18 años de edad, a personas ya embriagadas, a enfermos mentales o a personas jurídicamente prohibidas de frecuentar lugares donde se consumen bebidas alcohólicas.[53]

Código Civil

Según el nuevo Código Civil (Ley n. 10.406, de 10 de enero de 2002), en su Art. 4º, son incapaces, relativamente a ciertos actos, o a la manera de ejercerlos:

> II: los ebrios naturales, los viciados en tóxicos, y los que, por deficiencia mental, poseen el discernimiento reducido.

Código Penal Militar

La responsabilidad criminal en la embriaguez, incluso en lo que respecta a los casos fortuitos o de fuerza mayor, se ve en igual condición que en el Código Penal.

En el Art. 178, el acto de «embriagarse el militar estando en servicio o presentarse embriagado para prestarlo» se califica como delito autónomo, con pena de detención.

Código Nacional de Tránsito

La Nueva Ley del Código Nacional de Tránsito (Ley n. 11.705, de 19 de junio de 2008) modifica la Ley n. 9.503/1997, que instituyó el Código Brasileño de Tránsito, con la finalidad de establecer alcoholemia cero y de imponer penalidades más severas al conductor que conduce bajo influencia de alcohol.

> Art. 165: Conducir bajo influencia de alcohol o de cualquier otra sustancia psicoactiva que determine dependencia: Infracción gravísima; penalidad: multa y suspensión del derecho de conducir por 12 (doce) meses; medida administrativa: retención del vehículo hasta la presentación del conductor habilitado y recogido del carné de conductor.

La violencia y el consumo nocivo de alcohol

Art. 276: Cualquier concentración de alcohol por litro de sangre sujeta al conductor a las penalidades previstas en el Art. 165 de este código.

La comprobación de que el conductor se encuentra imposibilitado de conducir el vehículo automotor, en la sospecha de estar bajo la influencia de cualquier cantidad de alcohol, se llevará a cabo por medio de los siguientes procedimientos:

- teste en aparato de aire alveolar (etilómetro);
- examen clínico con laudo conclusivo y firmado por el médico-examinador de la Policía Judicial;
- exámenes realizados por laboratorios especializados indicados por el órgano de tránsito competente o por la Policía Judicial.

Se aplica la medida correspondiente en caso de sospecha de uso de sustancia estupefaciente tóxica o de efectos análogos, según las características técnicas científicas.

Art. 296: Si el reo es reincidente en la práctica del crimen previsto en este Código, el juez aplicará la penalidad de suspensión de la licencia o habilitación para conducir vehículo automotor, sin perjuicio de las demás sanciones aplicables.

MEDIDA DE SEGURIDAD PARA EL DEPENDIENTE NO IMPUTABLE

El actual Código Penal determina una medida de seguridad para el imprescindible tratamiento del agente no imputable a fin de recuperar al individuo.

Una vez considerado agente no imputable (Art. 45 de la Ley n. 11.343/2006 y Art. 26 del Código Penal Brasileño), debido a la conjugación de la dependencia química con la incapacidad completa de comprensión y determinación, el juez establecerá que el mismo se someta a tratamiento médico, y el fallo, en este caso, es absolutorio impropio. En caso de embriaguez accidental completa, sin embargo, el fallo es absolutorio propio, sin imposición de medida de seguridad.

El tratamiento compulsivo para no imputables puede llevarse a cabo en régimen de internación o ambulatorio, que cesa cuando se comprueba la recuperación del sujeto, certificada por pericia oficial y comunicada al juzgado. El plazo de la medida de seguridad será adecuado y suficiente para la recuperación del sujeto. Ante la falta de expresa disposición en cuanto al plazo, es razonable fijar el tiempo de un año para la primera evaluación, que es precisamente el plazo fijado por el Código Penal en situación semejante.[51]

TRATAMIENTO COMPULSIVO

Al individuo con imputabilidad reducida en razón de su dependencia química, es inaplicable la sustitución de la pena por medida de seguridad, como faculta el Código Penal. Sin embargo, resulta posible y deseable la derivación del sujeto a tratamiento, sobre la base del Art. 26 de la Nueva Ley de Tóxicos n. 11.343/2006, por medio de la institución del tratamiento compulsivo para dependientes.[51]

TRATAMIENTO DE LOS CONDENADOS DEPENDIENTES QUÍMICOS

El tratamiento de los condenados dependientes químicos se puede hacer en la propia cárcel o fuera de ella.[27]

Aunque Swartz y Lurigio[54] señalan algunas ventajas de se realizar el tratamiento dentro de los presidios, como por ejemplo mayor adhesión, ingreso compulsivo de los presos (ya que los mismos se encuentran, *a priori*, «ingresados») y menor costo que los tratamientos ambulatorios, la intervención terapéutica dentro de la penitenciaría presenta varias limitaciones estructurales, derivadas del propio escenario en el que se da, tales como superpoblación, clima social carcelario, violencia y dificultad de evaluar la real motivación del dependiente para el tratamiento.

De otra forma, cualquier tratamiento resocializador del condenado durante el cumplimiento de la pena en la penitenciaría parece insatisfactorio, ya que el problema de la reinserción presenta un contenido funcional que trasciende la simple y parcial faceta clínica, con demandas de atención a otras necesidades del condenado, relacionadas al medio social, familiar, laboral etc. De ese modo, parece, para ciertos autores, que la intervención terapéutica con el condenado que se encuentra fuera de la cárcel, ya sea por gozar de penas alternativas, por disfrutar del régimen de «cárcel abierta», por encontrarse en libertad condicional o por haber ya cumplido el período de cárcel exigido por la ley, presenta mejores resultados resocializadores, genera y mantiene nuevos patrones de conducta positiva en los condenados.

De hecho, la cárcel puede suponer un factor importante de motivación para el tratamiento de la dependencia química, debido a las actuales consecuencias negativas del consumo de drogas previo. El tratamiento de los condenados puede contribuir para evitar la reincidencia criminal.

CONSIDERACIONES FINALES

El consumo inadecuado de sustancias psicoactivas supone un importante problema médico-social en todo el mundo. Las repercusiones jurídico-sociales de dicho consumo han sido estudiadas con mayor rigor científico en las últimas décadas, lo que ha contribuido para una mejor comprensión de la relación entre drogas y crimen.

Entre los años 2006 y 2008, hubo muchos cambios en el escenario legislativo sobre drogas e, incluso, tuvieron lugar algunas disparidades, como la Nueva Ley de Tóxicos, que tiende a la despenalización del uso personal de drogas, con enfoque en la educación, orientación y tratamiento del usuario de drogas, desde una postura minimalista; y la Nueva Ley del Código Brasileño de Tránsito, que tiende a la represión, refiriendo alcoholemia cero y previendo penalidades severas a los infractores.

El conocimiento preciso de las leyes vigentes relacionadas al tema del consumo de sustancias psicoactivas, así como el reconocimiento de los múltiples aspectos implicados en las actividades criminales, resulta cada vez más necesario en el escenario nacional debido a la alta frecuencia del consumo de alcohol y de otras drogas y a la ola de violencia que se cierne sobre Brasil.

REFERENCIAS BIBLIOGRÁFICAS

1. Carlini EA, Galduroz JCF, Noto AR, Nappo SA. Levantamento domiciliar de drogas psicotrópicas no Brasil: estudo envolvendo as 107 maiores cidades do país – 2001. São Paulo: Cebrid/Unifesp, 2001.
2. Grant BF. Prevalence and correlates of alcohol use and DSM-IV alcohol dependence in the United States: results of the National Longitudinal Alcohol Epidemiologic Survey. J Stud Alcohol 1997; 58(5):464-73.
3. Grant BG, Dawson DA, Stinson FS, Chou SP, Dufour MC, Pickering RP. The 12-Month Prevalence and trends in DSM–IV Alcohol abuse and dependence: United States, 1991-1992 and 2001-2002. Drug Alcohol Depend 2004; 74(3):223-34.
4. Rehn N, Room R, Edwards G. Alcohol in the European region – consumption, harm and policies. Eurocare, 2001.
5. Chalub M, Telles LEB. Alcohol, drugs and crime. Rev Bras Psiquiatr 2006; 28(supl II):S69-73.
6. Dawkins MP. Drug use and violent crime among adolescents. Adolescence 1997; 32(126):395-405.
7. Hernandez-Avila CA, Burleson JA, Poling J, Tennen H, Rounsaville BJ, Kranzler HR. Personality and substance use disorders as predictors of criminality. Compr Psychiatry 2000; 41(4):276-83.
8. Wildom CS, Hiller-Sturmhofel S. Alcohol abuse as risk for and consequence of child abuse. Alcohol Res Health 2001; 25(1):52-7.
9. Lombroso C. Crime: its causes and remedies. Montclair: Patterson Smith, 1912.
10. Howard GE. Alcohol and crime: a study in social causation. AJS 1918; 24:61-80.
11. Pelissier B. Gender differences in substance use treatment entry and retention among prisoners with substance use histories. Am J Public Health 2004; 94(8):1418-24.
12. Schuckit MA, Russell JW. An evaluation of primary alcoholics with histories of violence. J Clin Psychiatry 1984; 45(1):3-6.
13. Sinha R, Easton C. Substance abuse and criminality. J Am Acad Psychiatry Law 1999; 27(4):513-26.
14. Martin SE, Bryant K. Gender differences in the association of alcohol intoxication and illicit drug abuse among persons arrested for violent and property offenses. J Subst Abuse 2001; 13(1):563-81.
15. Goldstein PJ. The drugs/violence nexus: a tripartite conceptual framework. Drugs Issues 1995; 15:493-506.
16. Collins JJ, Powers LL, Craddock A. Recent, drug use and violent arrest charges in three cities. Research triangle park NC: Research Triangle Institute, 1989.
17. Cohen MA. Alcohol, drugs and crime. Addiction 1999; 94(5):644-7.
18. Moffitt TE, Caspi A, Harrington H, Milne BJ. Males on the life-course-persistent and adolescence-limited antisocial pathways: follow-up at age 26 years. Dev Psychopathol 2002; 14:179-207.

19. Wiesner M, Kim HK, Capaldi DM. Developmental trajecories of offending: validation and prediction to young adult alcohol use, drug use and depressive symptoms. Dev Psychopathol 2005; 17(1):251-70.

20. Minayo MCS, Deslandes SF. A complexidade das relações entre drogas, álcool e violência. Cad Saúde Pública 1998; 14(1):35-42.

21. Fagan J. Interactions among drugs, alcohol and violence. Health Aff 1993; 12(4):65-79.

22. Parrott DJ, Giancola PR. Alcohol dependence and physical aggression: the mediating effect dispositional impulsivity. In: Brozner EY. New research on alcohol abuse and alcoholism. New York: Noba Science Publishers, 2006.

23. Goldstein PJ. Drugs, violence, and federal funding: a research odyssey. Subst Use Misuse 1998; 35(9):1915-36.

24. Scott KD, Schafer J, Greenfield TK. The role of alcohol in physical assault perpetration and victimization. J Stud Alcohol 1999; 60 (1):528-36.

25. Shaw J, Hunt IM, Flynn S, Amos T, Meehan J, Robinson J et al. The role of alcohol and drugs in homicides in England and Wales. Addiction 2006; 101(8):1071-2.

26. Poldrugo F. Alcohol and criminal behaviour. Alcohol 1998; 33(1):12-5.

27. Taylor PJ. Addictions and dependencies: their association with offending. In: Gunn J, Taylor PJ. Forensic psychiatry. clinical, legal and ethical issues. London: Butterworth-Heinemann, 1995.

28. Draine J, Solomon P, Meyerdon A. Predictors of reincarceration among patients who received psychiatric services in jail. Hosp Community Psychiatry 1994; 45 (2):163-7.

29. Brecklin LR, Ullman SE. The roles of victim and offender alcohol use in sexual assaults: results from the national violence against women survey. J Stud Alcohol 2002; 63(1):57-63.

30. Testa M. The impact of men's alcohol consumption on perpetration of sexual aggression. Clin Psychol Rev 2002; 22(8):1239-63.

31. Caetano R, Schafer J, Cunradi CB. Alcohol-related intimate partner violence among white, black and hispanic couples in the United States. Alcohol Res Health 2001; 25(1):58-65.

32. Cunradi CB, Caetano R, Schafer J. Alcohol-related problems, drug use and male intimate partner violence severity among US couples. Alcohol Clin Exp Res 2002; 26(4):493-500.

33. El-Bassel N, Gilbert L, Witte S, Wu E, Gaeta T, Schilling R et al. Intimate partner violence and substance abuse among monority women receiving care from an innercity emergency department. Womens Health Issues 2003; 13(1):16-22.

34. Weinsheimer RL, Schermer CR, Malcoe LH, Balduf LM, Bloomfield LA. Severe intimate partner violence and alcohol use among female trauma patients. J Trauma 2005; 58(1):22-9.

35. Lipsky S, Caetano R, Field CA, Larkin GL. Is there a relationship between victim and partner alcohol use during an intimate partner violence event? Findings from

an urban emergency department study of abuse women. J Stud Alcohol 2005; 66(3):407-12.

36. Ernst AA, Weiss SJ, Enright-Smith S, Hilton E, Byrd EC. Perpetrators of intimate partner violence use significantly more methanphetamine, cocaine and alcohol than victims: a report by victims. Am J Emerg Med 2008; 26(5):592-6.

37. Kaysen D, Neighbors C, Martell J, Fossos N, Larimer ME. Incapacitated rape and alcohol use: a prospective analysis. Addict Behav 2006; 31(10):1820-32.

38. Baltieri DA, de Andrade AG. Comparing serial and nonserial sexual offenders: alcohol and street drug consumption, impulsiveness and history of sexual abuse. Res Bras Psiquiatr 2008a; 30(1):25-31.

39. Baltieri DA, de Andrade AG. Alcohol and drug consumption among sexual offenders. Forensic Sci Int 2008b; 175(1):31-5.

40. Peugh J, Belenko S. Examining the substance use patterns and treatment needs of incarcerated sex offenders. Sex Abuse 2001; 13(3):179-95.

41. Miller BA, Maguin E, Downs WR. Alcohol, drugs and violence in children's lives. In: Galantaer M. Recent developments in alcoholism. Nova York: Plenum, 1997.

42. Bouzon E. O Código de Hammurabi. Petrópolis: Vozes, 2003.

43. Conferência Nacional dos Bispos do Brasil – CNBB. Código de Direito Canônico. São Paulo: Loyola, 2001.

44. Jesus DE. Código penal anotado. São Paulo: Saraiva, 2002.

45. Sznick VA. Manual de direito penal. São Paulo: Leud, 2002.

46. Pedroso FA. Direito penal. São Paulo: Leud, 2000.

47. Sznick VA. Responsabilidade penal na embriaguez. São Paulo: Leud, 1987.

48. Manzini V. Trattado di diritto penale italiano. Torino: Unione Tipográfico Editrice Torinese, 1950.

49. França G. Medicina legal. Rio de Janeiro: Guanabara Koogan, 2001.

50. Bittencourt CR, Conde FM. Teoria geral do delito. São Paulo: Saraiva, 2000.

51. Führer MRE. Tratado da inimputabilidade no Direito Penal. São Paulo: Malheiros, 2000.

52. Perias GR. Leis antitóxicos comentadas. Leis ns. 10.409/02 e 6.368/76. Doutrina, legislação, jurisprudência e prática. Portaria n. 344 do Ministério da Saúde. Santa Cruz da Conceição: Vale do Mogi, 2002.

53. Jesus DE. Lei das contravenções penais anotada. São Paulo: Saraiva, 2001.

54. Swartz JA, Lurigio AJ. Final thoughts on impact: a federally funded, jail-based, drug-user-treatment program. Subst Use Misuse 1999; 34(6):887-906.

Problemas específicos: alcohol y tránsito

Vilma Leyton
Julio de Carvalho Ponce
Gabriel Andreuccetti

INTRODUCCIÓN

El alcohol etílico es una sustancia psicoactiva depresora del sistema nervioso central que altera percepciones y conductas; puede incrementar la agresividad y disminuir la atención. Además, el alcohol puede causar dependencia y acarrear otros efectos perjudiciales a la salud.

La cifra estimada de consumidores de alcohol en el mundo es de 2 mil millones, cerca de 1/3 de la población mundial. La Organización Mundial de la Salud (OMS) establece como una dosis el equivalente a 14 g de etanol. Tal cantidad se puede encontrar en una lata de cerveza (350 mL), una copa de vino (140 mL) o una dosis de bebida destilada (35 mL).

Se denomina alcoholemia a la concentración de etanol en la sangre. El consumo de una dosis de bebida alcohólica por un hombre de 70 kg resulta una alcoholemia de 0,2 g/L, promedio. Mientras que una mujer de 60 kg presentará alcoholemia de 0,3 g/L. En general, los niveles máximos de concentración de alcohol en la sangre ocurren tras media hora del consumo, aunque pueden variar según la población.[1,2]

La ingestión de pequeñas cantidades de alcohol es capaz de provocar alteraciones cognitivas y conductuales. De ese modo, individuos con alcoholemia baja pueden presentar señales y síntomas de intoxicación alcohólica incompatibles con el acto de conducir.[1,3]

Los principales efectos relacionados a la alcoholemia se expresan en la Tabla 1.

TABLA 1   ALCOHOLEMIA Y EFECTOS CORRESPONDIENTES

Alcoholemia (g/L)	Efectos
0,1 a 0,3	Inicio de los efectos de relajación Leve euforia y relajación Disminución de la timidez Funciones visuales y seguimiento de movimiento alterados
0,4 a 0,6	Movimientos alterados Taquicardia e incremento del patrón respiratorio Disminución de funciones cerebrales Dificultades en el procesamiento de información y tareas de atención dividida Disminución de inhibiciones Relajación
0,6 a 1	Incremento de síntomas ansiosos y depresivos Disminución de atención, reacciones más lentas y problemas de coordinación y fuerza muscular Baja capacidad de tomar decisiones
1 a 1,5	Reacciones aún más lentas Dificultades de equilibrio, movimientos y funciones visuales Habla arrastrada
1,6 a 2,9	Disminución de respuestas a estímulos externos Problemas motores (caídas y falta de coordinación motora)
3 a 3,9	Desmayos Anestesia (comparable a la usada para cirugías) Estupor
4 o más	Dificultades respiratorias Muerte

Fuente: *Global Road Safety Partnership*, 2007.[2]

Entre la gente, se puede notar alta variabilidad en la absorción, en el metabolismo y en la eliminación del etanol. Como factores que alteran significativamente esos parámetros, se puede nombrar:

Problemas específicos: alcohol y tránsito

- estado de alimentación;
- tasa de vaciado gástrico;
- composición de la comida;
- tipo y dosis de la bebida;
- cantidad de agua corporal;
- género;
- edad;
- circulaciones sistémica y hepática;
- masa del hígado;
- factores genéticos;
- patrones de consumo de alcohol;
- temperatura corporal;
- interacción con fármacos y otras drogas;
- estado general de salud.

Los accidentes de tránsito son causa de preocupación en salud pública. En la actualidad, son la décima causa general de mortalidad y la novena de morbilidad en todo el mundo; ocasiona 1,2 millón de muertes y 20 a 50 millones de heridos al año, sobre todo en países de baja y mediana renta.[2,4] Dichas cifras se relacionan a un costo elevado en servicios de salud para la economía de los países.

En los países en desarrollo, el costo de los accidentes de tránsito puede llegar al 2% del producto interno bruto (PIB). Sin embargo, si se mantienen las tendencias, en las próximas décadas los accidentes de tránsito seguirán creciendo, alcanzando sobre todo a las poblaciones más vulnerables y a los países en desarrollo. En EE.UU., se pierden cerca de medio millón de vidas por año en accidentes relacionados al consumo de alcohol, lo cual es un motivo de preocupación del gobierno.[4]

Las medidas centradas en la protección de conductores y pasajeros, como el uso de cinturón de seguridad, de cascos y dispositivos de retención para niños, aportaron reducciones en las cifras de accidentes. El control de los límites de velocidad y de la concentración de alcohol en la sangre y en el aire alveolar, así como la fabricación de vehículos más seguros y la mejoría en las autopistas, son fundamentales para la reducción de la cifra de muertes en las vías y carreteras en todo el mundo.[3]

En la actualidad, existe una tendencia mundial de disminución de los niveles máximos de alcoholemia permitidos para la conducción de vehículos automotores. Por medio de sanciones fiscales para la liberación de dinero para construcción de carreteras, EE.UU. animó a algunos estados a disminuir el límite máximo permitido de 1 g/L para 0,8 g/L, e incluso ya existe un movimiento de presión pública para reducción a 0,5 g/L. Los países pioneros en seguridad en el tránsito, como Suecia y Noruega, adoptaron límites considerados bajos, de 0,2 g/L.[2]

El hecho de establecer límites para la conducción segura ha sido objeto de incontables debates. Algunos estudios señalan que con 0,2 g/L el conductor ya sufre alteraciones detectables en los testes de atención dividida, funciones visuales y seguimiento de puntos en movimiento. A partir de 0,5 g/L, el riesgo de accidentarse sufre un incremento significativo y se ve una clara disminución en los tiempos de respuesta simple y compleja, en especial en tareas de atención dividida y procesamiento de información. A partir de ese nivel de alcoholemia, las funciones automáticas (por ejemplo, conducir) pasan a presentar alteraciones importantes.[1,3]

Al considerar únicamente las áreas urbanas, los accidentes de tránsito en Brasil acarrearon a la sociedad una carga de 5,3 mil millones de reales en 2001 y 24,6 mil millones más se suman a esa cifra si se consideran las carreteras federales y estatales.[5]

En el año 2002, EE.UU. gastó 230,6 mil millones de dólares en costos derivados de accidentes. Se estima que un 22% de dicho importe (51 mil millones de dólares) se relaciona al uso de alcohol. Cuando se consideran únicamente los accidentes con víctimas fatales, el alcohol responde por un 46% de los gastos del gobierno americano por tales accidentes.[6]

ALCOHOL Y RIESGO DE ACCIDENTES

Se reconoce el alcohol como un factor causal de accidentes de gran importancia en el tránsito, dado que afecta funciones importantes necesarias para la conducción, como la visión y el tiempo de reacción, además de factores conductuales que incitan a asumir riesgos, como pasar semáforos en rojo, no usar cinturón de seguridad y conducir a velocidades elevadas. Los conductores de motos con alcoholemias por encima de 0,5 g/L son más propensos a conducir sin casco que los motociclistas sobrios.[7]

El alcohol resulta ser el mayor responsable por los accidentes de tránsito, aún más prevalente que las drogas ilícitas.[8] Los estudios epidemiológicos muestran un perfil de accidentados que se mantiene constante en diversas comunidades. La mayoría de las víctimas de los accidentes relacionados al consumo de etanol son hombres jóvenes y en edad económicamente activa. Entre los casos con alcoholemia positiva, la probabilidad de que las víctimas hayan sufrido accidentes de tránsito es 4,9 veces mayor que en accidentes diversos.[9]

Algunos estudios señalan que el riesgo de que un conductor con alcoholemia entre 0,2 y 0,5 g/L se muera en un accidente de tránsito que involucre sólo un vehículo es de 2,5 a 4,6 veces mayor que para un conductor abstemio, según la franja etaria, ya que los conductores más jóvenes corren mayores riesgos.[1] Para alcoholemias entre 0,5 y 0,8 g/L, ese factor varía entre 6 y 17 veces. Con alcoholemias a partir de dicho valor, los factores varían de 11 hasta 15.560 veces,[1] lo que indica que el consumo abusivo de alcohol acarrea un riesgo muy acentuado para los accidentes fatales.

Cuando el conductor está bajo efecto de alcohol se presenta un mayor riesgo de colisiones resultantes en muerte. Entre las colisiones que involucran alcohol (aquellas en que al menos uno de los conductores presentó alcoholemia por encima de 0,1 g/L), un 4% resultó muertes y un 42% heridos. Entre aquellas en que el alcohol no fue el factor causal, un 0,6% ocasionó una o más víctimas fatales y un 31% presentó víctimas heridas. En un estudio realizado en EE.UU., se verificó que, en accidentes que involucraban un conductor alcoholizado, un 44% de las víctimas muertas no eran los propios conductores; un 7% eran conductores de otros vehículos impactados por el conductor alcoholizado, un 22% eran pasajeros, un 13% eran peatones y un 2% eran ciclistas.[10]

En países de baja y mediana renta, se encuentra una asociación aparentemente más fuerte entre víctimas fatales y alcohol. En esas zonas, el porcentaje de conductores con alcoholemia positiva varía de un 33% a un 69%. En países con elevada renta, el porcentual se acerca a un 20%.[2] Aunque tal porcentaje no parece correlacionar con el límite máximo de alcoholemia permitido para la conducción de vehículos, algunos países como Suecia, Holanda y Reino Unido presentan el mismo porcentaje de víctimas fatales con alcoholemia positiva, aunque con límites distintos, de un 0,2, un 0,5 y un 0,8 g/L, respectivamente. Otros factores pueden

El alcohol y sus consecuencias: un enfoque multiconceptual

explicar este hecho, como por ejemplo leyes que controlan el beber y conducir, condiciones de las vías, programas intensivos de control del consumo de otras drogas y también fiscalización ostensiva.[11]

La mayoría de los accidentes de tránsito con víctimas fatales ocurre en los fines de semana, siendo más prevalente la conducción de vehículos por conductores bajo efecto de alcohol en el período entre las 21 y las 3 de la mañana.[2]

Los conductores alcoholizados suelen repetir la infracción. Los estudios demuestran que las personas que se murieron en accidentes relacionados al alcohol presentaban mayor probabilidad de condena por infracción de conducir ebrio en los cinco años previos en comparación con los conductores sobrios.[12]

En Brasil, existen importantes estudios que señalan que, desde la implementación del Código Brasileño de Tránsito, en 1997, hubo reducciones poco significativas en la conducta de beber y conducir.[22] Varios estudios realizados con víctimas fatales en accidentes de tránsito señalan que aproximadamente la mitad de las víctimas presentaba alcoholemia positiva, un promedio 4 veces superior al máximo permitido por ley.[13,14]

Vale subrayar que es necesario investigar el alcohol en las víctimas que reciben atención en los servicios de urgencia, ya que tal sustancia es capaz de mimetizar síntomas de algunas enfermedades o exacerbar problemas preexistentes. El alcohol puede presentar importantes interacciones farmacológicas, sobre todo con anestésicos y analgésicos, y hacer vulnerable al paciente ante las infecciones. Los pacientes que se involucran en situaciones de trauma, en las cuales el alcohol es un factor importante, presentan mayores posibilidades de involucrarse otra vez en situaciones similares.[15]

MÉTODOS DE COMPROBACIÓN DEL CONSUMO DE ALCOHOL POR LOS CONDUCTORES

En todo el mundo, las formas más utilizadas para comprobar si el conductor consumió o no alcohol son la investigación del alcohol en el aire espirado, que se puede hacer con el uso de etilómetros, y el análisis de alcohol en la sangre. También se puede emplear otros materiales biológicos, tales como la saliva y la orina.

Los etilómetros evidenciales (es decir, que poseen poder de prueba en juicios, sin que se requiera la confirmación por otros medios) se basan en la detección del alco-

Problemas específicos: alcohol y tránsito

hol por infrarrojo, o por células de combustible. Se considera que existe un coeficiente de partición de la sangre para el aire alveolar de 1:2.000, así que una medida de 0,2 g/L de sangre corresponde a cerca de 0,1 mg/L de aire alveolar espirado.

En la Tabla 2, se puede notar que EE.UU. y Reino Unido adoptaron como límite 0,8 g/L y que países de Europa Continental adoptaron límites de 0,5 g/L o menos. Sin embargo, no existe una correlación clara entre límites de alcoholemia y tasas de víctimas fatales; esto demuestra que una ley que establece un límite se debe acompañar de intervenciones de políticas públicas para poder ser eficaz.

TABLA 2   LÍMITES MÁXIMOS PERMITIDOS PARA LA CONDUCCIÓN VEHICULAR Y TASAS DE MUERTE

País	Límite (g/L)	Víctimas fatales/ 100.000 habitantes
Alemania	0,5	6,2
Brasil	0,2*	14,0
Canadá	0,8	9,1
China	0,5	-
Corea del Sur	0,5	13,1
EE.UU.	0,8	14,7
Francia	0,5	7,7
India	0,3	-
Italia	0,5	9,7
Japón	0,3	5,7
México	0,8	-
Panamá	0,8	-
Paraguay	0,8	-
Reino Unido**	0,8	5,4
Rusia	0,3	-
Sudáfrica	0,5	-
Suecia	0,2	4,9
Uruguay	0,8	-

* Límite vigente desde junio del 2008.
** Tasa de mortalidad se refiere únicamente a Gran Bretaña.

Fuente: _Global Road Safety Partnership_[2] e _International Traffic Safety Data and Analysis Group._[16]

PEATONES

Los estudios sobre accidentes de tránsito incluyen poco a los peatones, a pesar de que son los más vulnerables. En Brasil, un 30% a un 46% de los peatones muertos por atropello presentan alcoholemias positivas, muchas veces superior a 1 g/L. Los estudios señalan que esos peatones atropellados presentan, en comparación con peatones sobrios, mayor permanencia en el hospital, lesiones más severas, mayor número de complicaciones y mayor frecuencia de traumas en la columna y en el tórax.

Vale resaltar, además, que la mayor prevalencia de intoxicación alcohólica en peatones se verifica por la noche.[15,17,18]

INTERVENCIONES

Un enfoque desde la óptica de la salud pública para el control de la conducción bajo efecto de alcohol, debe componerse de diversos puntos, como:

- enfoques económicos:
  - precios y tributos;
  - acciones de políticas públicas;
  - leyes sobre conducción bajo efecto de alcohol;
  - leyes para instituir y reducir límites de alcoholemia;
  - puestos de control de sobriedad;
  - incremento de penalidades para conductores alcoholizados;
  - avisos en los envases;
  - leyes que determinen la edad mínima para venta y consumo de bebidas alcohólicas.
- acciones organizacionales:
  - disponibilidad del alcohol;
  - fiscalización del cumplimiento de las leyes;
  - intervenciones en puntos de venta;
  - educación en salud;
  - programas en escuelas;

Problemas específicos: alcohol y tránsito

- campañas en los medios de comunicación;
- programas en la comunidad.

Se cree que el impacto de una ley es mayor cuando se sigue una serie de pasos, como publicidad, con divulgación de la ley en diversos vehículos de comunicación; educación, al concienciar y explicar las nuevas reglas y puniciones; y fiscalización, al incrementar la percepción del riesgo de ser atrapado infringiendo la ley. Sin embargo, antes que se puedan implementar medidas, hay que analizar la dimensión y la dinámica del problema, por medio de estudios epidemiológicos, para que los gastos no se apliquen de manera equivocada y la estrategia sea efectiva. Tales estudios se pueden hacer por teste de etilómetro en conductores involucrados en accidentes o seleccionados de forma aleatoria, exámenes toxicológicos en víctimas fatales y/o estudios en departamentos de urgencia de hospitales.

ENFOQUES ECONÓMICOS

Las políticas públicas que imponen tributos y mayor control aduanero sobre la distribución y los ventas de bebidas alcohólicas presentan un efecto positivo en la reducción del consumo. Se estima que un incremento del 10% en el precio de las bebidas alcohólicas acarrearía una reducción de un 7% a un 8% en la cifra de conductores alcoholizados.[19]

ACCIONES DE POLÍTICAS PÚBLICAS

Las intervenciones concretas en el tránsito con la finalidad de control de la conducción bajo efecto del alcohol pueden ser restrictivas, ya sea al establecer un límite máximo de alcoholemia permitida, ya sea al disminuir un límite previamente establecido.

Distintos límites según la edad, como los establecidos en EE.UU. para menores de 21 años, se muestran eficaces en la reducción de fatalidades. Sin embargo, en países como Brasil, donde la edad mínima para consumir bebidas alcohólicas y conducir vehículos automotores es la misma (18 años), no tiene sentido establecer tal tipo de ley.

Establecimiento y reducción de límites

Las leyes que establecen límites máximos de alcoholemia para conductores pueden ser de dos clases: *per se*, en que la simple presencia de una concentración establecida de etanol en la sangre es prueba suficiente para determinar la incapacidad de conducir, sin necesidad de prueba judicial de alteraciones conductuales y/o físicas; y las leyes en que se debe probar que el conductor no estaba apto para conducir. Como la ineptitud de conducir se comprueba por alteraciones conductuales, de alto valor subjetivo, la posibilidad de replicar una condena en juicio es mayor.[11]

Se atribuye a Noruega el primer límite *per se* de la historia, en 1936, con el límite máximo de 0,5 g/L. Los límites actuales de alcoholemia varían de 0,2 g/L, como el límite actual de Noruega y Suecia, a 1,5 g/L. Algunos países, como Brasil, Alemania y Finlandia establecen más de un límite, con puniciones distintas.

Uno de los primeros estudios sobre la efectividad de establecer un límite, de 0,8 g/L, fue realizado en Gran Bretaña, por Ross, en 1973. Tal estudio mostró que, a los tres meses de la implementación de la ley, hubo una caída de un 23% en las fatalidades y de un 11% en los heridos. Al año, la proporción de conductores muertos con alcoholemias superiores a 0,8 g/L cayó de un 32% a un 20%; en un estudio subsiguiente, a los tres años, se pudo notar que los índices volvieron a acercarse a las cifras previas a la ley, aunque todavía se veía un pequeño efecto duradero de reducción de accidentes, heridos y víctimas fatales.

Un estudio similar, realizado en EE.UU., con la finalidad de evaluar el impacto de una ley que establecía límites *per se* de 1 g/L, mostró que la cifra de fatalidades con conductores que presentaban niveles entre 0,1 y 0,9 g/L cayó un 13,2%, y con niveles por encima de 1 g/L cayó un 8,7%.[3,19,21]

En Australia, en ocasión de la reducción del límite vigente de 0,8 a 0,5 g/L, en intervenciones con conductores, se observó una significativa reducción de conductores alcoholizados, en especial para aquellos por encima de 0,5 (32,7%) y 0,8 g/L (38,2%).[19]

En Noruega, un estudio sobre el impacto de una ley que reducía el límite de 0,5 a 0,2 g/L mostró reducciones en los accidentes de tránsito de un 6% a un 11%. El promedio de alcoholemia de las víctimas fatales que eran conductores cayó de

Problemas específicos: alcohol y tránsito

1,68 a 1,54 g/L, y corroboró el hallazgo de que la reducción ocurrió más en los conductores de alcoholemias más altas (por encima de 1,5 g/L) en comparación con los conductores de alcoholemias inferiores.[19]

En EE.UU., se compararon a los estados que redujeron los límites de 1 a 0,8 g/L con otros cuyos límites se mantuvieron en 1 g/L. Se observó en los estados que optaron por la reducción una disminución de un 16% en los accidentes fatales en los cuales el conductor presentaba alcoholemia de 0,8 g/L o superior.[3,11]

La reducción del límite en Brasil de 0,8 a 0,6 g/L, a partir de la implementación del Código Brasileño de Tránsito en 1997, fue responsable de una disminución de un 20% en los traumas de ocupantes de vehículos y un 9% para motociclistas. La reducción de alcoholizados fue descripta sólo para el último grupo; sin embargo, la medida fue subjetiva (percepción empírica de los socorristas sobre el aliento etílico) sin un análisis más objetivo de los resultados. Recientemente, con la implementación de la Ley n. 11.705, de junio del 2008, sobre la reducción del límite a 0,2 g/L se comprobaron, según datos divulgados por la prensa, reducciones de un 43,5% en la atención a accidentados y de un 13,6% en los accidentes con muertes, a pesar de un incremento de un 4,3% en la cifra total de accidentes, aunque de gravedad menor. Dichas cifras carecen de un análisis científico, aunque señalan una tendencia de prevención de muertes en el tránsito con la nueva ley. Las capitales que tuvieron una fiscalización más intensiva presentaron resultados más positivos.

Puestos de control de sobriedad

Los puestos de control de sobriedad (sobriety checkpoints) son estrategias de fiscalización policial para comprobar el nivel de alcoholemia de los conductores. En países de Europa y en Australia, donde la legislación lo permite, los conductores son abordados e invitados a hacer el teste del etilómetro en forma sistemática. En otros países, como EE.UU., el policía debe tener alguna sospecha para que pueda solicitar el teste.

Según estudios en Norteamérica y Australia, los puestos de control promueven una reducción de un 20% en las colisiones relacionadas al alcohol y de un 30% en la cifra de víctimas fatales. Sin embargo, el éxito depende de la extensión de la fiscalización y de las campañas de publicidad, al incrementar así la percepción de la posibilidad de ser penado. Los programas con implementación de puestos de control de sobriedad acarrean una economía de 6 dólares por cada dólar invertido.[19]

Incremento de penalidades para conductores alcoholizados

Varios estudios señalan que el incremento de penalidades con encarcelamiento o multa no presenta efectos en la reducción de los accidentes, aunque las penalidades administrativas, como revocación o suspensión del carné de conductor parecen presentar efectos más pronunciados.[19] Aún así, los estudios demuestran que las personas que murieron en accidentes relacionados al alcohol (alcoholemia superior a 0,2 g/L) tenían más probabilidad de recibir condenas por una infracción de conducción bajo efecto de alcohol, en los cinco años previos, en comparación con personas que murieron en accidentes en los cuales el alcohol no fue un factor contribuyente.[12]

Avisos en los envases

Los mensajes de alerta sobre los riesgos de conducir u operar máquinas pesadas tras el consumo de bebidas alcohólicas, así como sugerencias de consumo con moderación, parecen surtir efecto en la concienciación de la población. Sin embargo, los datos sobre la eficacia de dicho método a largo plazo son raros o no conclusivos.[19]

Disminución de la edad mínima para la venta y el consumo de bebidas alcohólicas

El incremento de la edad mínima para consumir bebidas alcohólicas en EE.UU. y Reino Unido tuvo como consecuencia general una disminución de los problemas relacionados al alcohol, incluso en los accidentes fatales que involucraron jóvenes.[11,19]

Acciones organizacionales

Se puede promover restricciones en la disponibilidad de alcohol por medio de controles en los horarios, días de venta y ubicación de los puntos de venta. La prohibición de la venta en situaciones concretas, como eventos deportivos, mostró una disminución en los accidentes relacionados al alcohol. Los cambios en los horarios de funcionamiento de puntos de venta mostraron alteraciones en la incidencia de accidentes de tránsito y de homicidios.

El entrenamiento de los empleados de bares (obligatorio en algunos estados en EE.UU.) ocasionó una caída de un 23% en las colisiones nocturnas. Tal entrenamiento consiste en educar a los empleados para que los clientes de un bar no consuman alcohol en cantidades excesivas y/o se impliquen en situaciones de riesgo; así, no les venden bebidas alcohólicas a individuos claramente ebrios o con conductas alteradas.[19]

En un estudio que evaluó clientes de un bar (*Road Crew*), a quienes les ofrecieron llevarlos ida y vuelta en autos lujosos, pagos por el establecimiento, dentro del cual era posible beber, hubo resultados interesantes. Es decir, las comunidades que adoptaron ese servicio presentaron una menor cifra de accidentes (a corto y mediano plazos) relacionados al acto de conducir bajo efecto de alcohol.[20]

EDUCACIÓN EN SALUD

Los programas de educación en escuelas presentan eficacia limitada en la reducción del consumo en general. Aquellos con mayor evidencia de resultados positivos son los focalizados en reducción de daños y liderados por compañeros, no por profesores. Las escuelas pueden, sin embargo, actuar como centralizadoras de discusiones de la comunidad y entre padres y profesores acerca de los efectos nocivos del alcohol.

Otra forma de enfoque es el *counter-advertising*, o sea, la propaganda que alerta sobre los riesgos del uso nocivo de alcohol. Cuando se realiza en forma metodológicamente basada, puede incrementar el conocimiento, cambiar normas y actitudes y mejorar conductas sanas. Sin embargo, se garantiza aún más su resultado cuando va acompañado de otras políticas públicas o en apoyo a una ya existente (por ejemplo, fiscalización de leyes).[19]

La movilización comunitaria también puede resultar efectos importantes en la legislación y en la fiscalización de un país. Un buen ejemplo es el *Mothers Against Drunk Driving* (MADD) que, por medio de la movilización comunitaria y concienciación de la opinión pública, ha logrado apoyo para la modificación de las leyes y el recrudecimiento de las puniciones.

REFERENCIAS BIBLIOGRÁFICAS

1. Heng K, Hargarten S, Layde P, Craven A, Zhu S. Moderate alcohol intake and motor vehicle crashes: the conflict between health advantage and at-risk use. Alcohol and Alcoholism 2006; 41(4):451-4.
2. Global Road Safety Partnership. Drinking and driving – an international good practice manual. Genebra: Global Road Safety Partnership, 2007.
3. Mann RE. Choosing a rational threshold for the definition of drunk driving: what research recommends. Addic 2002; 97(10):1237-8.
4. Jacobs G, Aeron-Thomas A, Astrop A. Estimating global road fatalities. Crowthorne, Transport Research Laboratory 2000 (TRL Report, No. 445).
5. Instituto de Pesquisa Econômica Aplicada – IPEA, Associação Nacional de Transportes Públicos – ANTP. Impactos sociais e econômicos dos acidentes de trânsito nas aglomerações urbanas: relatório executivo. Brasília: IPEA e ANTP, 2003.
6. Blincoe L, Seay A, Zaloshnja E, Miller T, Romano E, Luchter S et al. The economic impact of motor vehicle crashes, 2000. Washington: US Department of Transportation, 2002.
7. Villaveces A, Cummings P, Koepsell TD, Rivara FP, Lumley T, Moffat J. Association of alcohol-related laws with deaths due to motor vehicle and motorcycle crashes in the United States, 1980-1997. Am J Epidemiol 2003; 157:131-40.
8. World Health Organization (WHO). Global Road Safety Partnershio, 2007.
9. Petridou E, Trichopoulos D, Sotiriou A, Athanasselis S, Kouri N, Dessypris N et al. Relative and population attributable risk of traffic injuries in relation to blood-alcohol levels in a Mediterranean country. Alcoh Alcohol 1998; 33(5):502-8.
10. Hingson R, Winter M. Epidemiology and consequences of drinking and driving. Alcoh Resear Heal 2003; 27:1.
11. Shults RA, Elder RW, Sleet DA, Nichols JL, Alao MO, Carande-Kulis VG et al. Review of evidence regarding interventions to reduce alcohol-impaired driving. Am J Prev Med 2001; 21(4S):66-88.

Problemas específicos: alcohol y tránsito

12. Brewer RD, Morris PD, Cole TB, Watkins S, Patetta MJ, Popkin C. The risk of dying in alcohol-related automobile crashes among habitual drunk drivers. N Engl J Med 1994; 331:513-7.
13. Nery AF, Medina MG, Melcope AG, Oliveira EM. Impacto do uso de álcool e outras drogas em vítimas de acidentes de trânsito. Brasília: ABDETRAN, 1997.
14. Gazal-Carvalho C, Carlini-Cotrim B, Silva OA, Sauaia N. Blood alcohol content prevalence among trauma patients seen at a level 1 trauma center. Rev Saúde Pública 2002; 36:47-54.
15. Plurad D, Demetriades D, Gruzinski G, Preston C, Chan L, Gaspard D et al. Pedestrian injuries: the association of alcohol consumption with the type and severity of injuries and outcomes. J Am Col Surg 2006; 202(6): 919-27.
16. International Traffic Safety Data and Analysis Group. Selected risk values for the year 2006. Disponble en: cemt.org/IRTAD/IRTADPublic/we2.html. Accedid en 10/10/2008.
17. Jehle D, Cottington E. Effect of alcohol consumption on outcome of pedestrian victims. Ann Emerg Med 1988; 17(9):953-6.
18. Fontaine H, Gourlet Y. Fatal pedestrian accidents in France: a typological analysis. Accid Anal Prev 1997; 29(3):303-12.
19. Howat P, Sleet D, Elder R, Maycock B. Preventing alcohol-related traffic injury: a health promotion approach. Traffic Inj Prev 2004; 5:208-19.
20. Rothschild ML, Mastin B, Miller TW. Reducing alcohol-impaired driving crashes through the use of social marketing. Accid Anal Prev 2006; 38:1218-30.
21. Mann RE, Macdonald S, Stoduto G, Bondy S, Jonah B, Shaikh A. The effects of introducing or lowering legal per se blood alcohol limits for driving: an international review. Accid Anal and Prev 2001; 33:569-83.
22. Liberatti CLB, Andrade SM, Soares DA. The new Brazilian traffic code and some characteristics of victims in southern Brazil. Injur Preven 2001; 7:190-3.

177

Consumo nocivo de alcohol durante el embarazo

Hermann Grinfeld

INTRODUCCIÓN

El alcohol (etanol) es una droga lícita cuyo uso se encuentra difundido en casi todo el mundo. Lo consumen, desde hace muchos siglos, mujeres y hombres en festividades, liturgias y celebraciones, entre otras ocasiones. Sin embargo, su uso puede causar dependencia en personas predispuestas y/o sometidas a situaciones de depresión, estrés y uso intenso y frecuente, así como a consecuencia de las motivaciones individuales para beber.

El uso de alcohol es el agente más significativo de retraso mental en los hijos de madres usuarias de tal droga, además de ser el principal responsable de teratogenias en el mundo occidental.[1] El consumo intenso de alcohol entre las mujeres embarazadas constituye uno de los problemas más relevantes de la dependencia alcohólica, ya que puede llevar al Síndrome Alcohólico Fetal (SAF), es decir, a la expresión de mayor compromiso neuropsiquiátrico en hijos de mujeres que bebieron en exceso durante el embarazo.[2,3]

A pesar de que es una enfermedad de causa conocida y existente desde hace mucho tiempo, el espectro del SAF ha llegado al escenario de las discusiones médicas hace cerca de cuarenta años, cuando Lemoine,[4] un pediatra francés, publicó en 1968 *"El encuentro de anomalías observadas en hijos de mujeres alcohólicas"*. Otro hecho importante es el desconocimiento, hasta hoy en día, de cuánto y con qué frecuencia el consumo de alcohol durante el embarazo puede comprometer al feto (por ejemplo, una dosis ocasional; una dosis por semana, una dosis diaria).

Algunos estudios recientes demuestran que el costo económico anual del abuso de alcohol en EE.UU. es de aproximadamente 48 mil millones de dólares, más 19 mil millones en gastos de cuidados médicos.[6] En Australia, el costo de problemas relacionados al alcohol se calcula en el 1% del Producto Interno Bruto (PIB),[7] siendo que al menos un 50% de las embarazadas relatan consumo de bebida alcohólica durante el embarazo.[8]

Para la Secretaría de Salud del Estado de São Paulo, los problemas relacionados al consumo intenso de bebidas alcohólicas cuestan más de un millón de dólares al mes a la salud pública.

ALCOHOLISMO EN LA MUJER

Desde los tiempos bíblicos se sabe que el alcohol ingerido durante el embarazo provoca efectos deletéreos en el producto de la concepción. En las antiguas civilizaciones, por ejemplo, a las novias se les prohibía embriagarse en la celebración de su boda para que el posible embarazo no sufriera los efectos de la bebida.

El consumo de alcohol nunca estuvo restringido a los hombres, y aunque hace casi dos siglos fue registrado el abuso de alcohol por mujeres, se debe notar que prácticamente no existen relatos de casos de dependencia entre mujeres.

Ante tal panorama, no es incongruente que el estudio sistemático de la dependencia de alcohol en la mujer lleve poco más de cincuenta años y que la búsqueda de enfoques que atiendan a las necesidades de las mujeres tenga una historia de sólo veinte años. El alcoholismo en el embarazo está asociado a las malas condiciones socioeconómicas, al bajo nivel educacional, a la multiparidad, a la edad superior a 25 años y, en concomitancia, a la desnutrición, a las enfermedades infecciosas y al uso de otras drogas.[9]

La prevalencia del alcoholismo entre mujeres es significativamente menor que la encontrada entre los varones, siendo de un 5,7% aproximadamente. Aún así, el consumo abusivo y/o la dependencia alcohólica acarrean, reconocidamente, incontables repercusiones negativas sobre la salud física y psíquica y la vida social de la mujer.[10-12]

Las mujeres dependientes de sustancias psicoactivas presentan características y necesidades de tratamiento distintas de las masculinas, por lo que los estudiosos proponen el desarrollo de programas específicos para mujeres. El principio fundamental para desarrollar e implementar tales programas es utilizar estrategias particularmente responsivas a las necesidades de las mujeres dependientes del alcohol.[9]

En general, las mujeres inician el consumo de alcohol más tardíamente que los hombres, aunque los problemas relacionados al uso/abuso de alcohol surgen en forma más precoz en las mujeres que en los hombres, lo que, considerándose el tiempo de uso, se denomina efecto telescopio (*telescoping effect*). Los factores culturales y sociales ejercen mayor control en el beber compulsivo entre las mujeres que entre los hombres. Existe una presión social menor para que la mujer inicíe el consumo de alcohol y una presión mayor para que interrumpa su uso, en caso de volverse excesivo. La sociedad reprende duramente a las mujeres que pasan a presentar descontrol con la bebida, pero se muestra benevolente con los excesos etílicos masculinos. Se observa que, desde la Antigüedad, los escasos relatos sobre alcoholismo femenino ponen de manifiesto más los aspectos morales y sociales y menos los psicofisiológicos; por lo que a las mujeres que hacían uso abusivo de alcohol se las consideraban promiscuas y liberales.

Recientemente, se pasó a estudiar el alcoholismo femenino en líneas de investigación.[10-12] Debido a la mayor absorción del alcohol, a la mayor proporción de grasa corpórea y a la menor cantidad de agua total en el organismo, las mujeres presentan mayor biodisponibilidad de alcohol que los hombres. Dicho de otro modo, para un consumo idéntico, las concentraciones séricas de etanol son mayores en la mujer que en el hombre.

En las fases iniciales, usualmente se niega la dependencia alcohólica femenina y el consumo de alcohol se hace «a escondidas». En general, el cuadro se acompaña de una comorbilidad con enfermedades afectivas, en especial la depresión, lo que puede enmascarar el cuadro y agravarlo. En esa fase, la sospecha diagnóstica aparece durante una consulta clínica o ginecológica de rutina; sin embargo, en la mayoría de las veces, los profesionales implicados no están adecuadamente preparados para orientar a esas pacientes.[5,10]

Últimamente, es foco de estudios científicos el tema relacionado al embarazo de mujeres que usan sustancias psicoactivas, así como sus consecuencias para los recién nacidos. Las mujeres que consumen alcohol durante y después del embarazo exponen sus hijos a riesgos ya identificados en varios estudios clínicos y experimentales.[2,13,14]

Aunque no se sabe exactamente cuál sería la dosis de alcohol que podría causar daño fetal, las evidencias recientes sugieren que incluso una dosis por semana está asociada a la posibilidad de dificultades mentales. Cuando se expone al feto a un teratógeno, la madre es responsable del resultado de manera moral y causal,[2] ya que está demostrado que los niños de madres dependientes de sustancias psicoactivas presentan un riesgo elevado de enfermedades perinatales graves, como prematuridad, malformaciones, retraso en el crecimiento intra y extrauterino, sufrimiento fetal e infecciones, con secuelas neurológicas y respiratorias. El recién nacido de una alcohólica grave mama poco, es irritable, hiperexcitado e hipersensible, presenta temblores, hipotonía muscular, alteración del patrón de sueño, transpira mucho y puede presentar apnea. Además, se incrementa la transmisión vertical de infecciones relacionadas al uso de drogas, como VIH, hepatitis B y C y sífilis.[20]

EPIDEMIOLOGÍA

Es importante recolectar datos y evaluar con criterio el SAF, ya que tales conductas permiten que los niños identificados con la enfermedad reciban cuidados médicos adecuados y se deriven a servicios sociales con acciones concretas e intervenciones eficaces en el ámbito educacional.

Los órganos de investigación sobre la enfermedad recomiendan estrategias de vigilancia activa para rastrear el SAF en una determinada etnia, por lo que es vital que se desarrollen y divulguen planes de trabajo entre los agentes de salud e investigadores, de manera que los resultados de prevalencia e incidencia se puedan comparar y actualizar continuamente. Se debe estandarizar la evaluación de riesgo, incrementar la recolección de datos de la investigación en cuestión y favorecer las estrategias de tratamiento y prevención.[13]

Existen algunos desafíos en la determinación de índices epidemiológicos fiables del SAF, ya que, a pesar del progreso con mayor grado de acierto, la enfermedad presenta una magnitud global aún no establecida. Los agentes de salud y otros profesionales, como profesores que trabajan con preescolares, no identifican de manera rutinaria y consistente los casos sospechosos o los pacientes con SAF. En EE.UU., las investigaciones que utilizan fuentes de datos como partidas de nacimiento, historias clínicas y tablas en centros de salud muestran una amplia variabilidad en la identificación de casos de SAF, según la población estudiada.[1]

Están asociados al mayor riesgo de la exposición fetal al etanol:

- el patrón de abuso de la bebida, ya sea por ingestión de gran volumen de una sola vez (*binge drinking*), ya sea por consumo constante y cotidiano;
- el grado de dependencia (leve, moderado o intenso), incluso de otras drogas;
- embarazo previo con exposición fetal al alcohol, ya que el riesgo de surgir SAF en un embarazo subsiguiente presenta una recurrencia de más de un 75%;
- miembro de la familia como consumidor intenso;
- la ausencia a las consultas prenatales, sumada al hecho de que las embarazadas son o están momentáneamente desempleadas, socialmente relegadas y/o negligentes con los hijos.[13,18]

Existen cuatro factores que pueden ocasionar fallo en el reconocimiento del SAF, resultando datos de prevalencia subestimada:

- criterios diagnósticos disponibles no específicos y uniformemente aceptados, como el número mínimo de rasgos faciales o la gravedad del retraso de crecimiento;

- diagnóstico basado en el hallazgo de las características clínicas, siendo que no todos los pacientes con SAF se parecen o presentan una conducta estereotipada y semejante;
- escasez de conocimiento de la clínica y conceptos erróneos sobre el SAF entre los profesionales que hacen el primer contacto, como por ejemplo creer que el SAF ocurre sólo en los hijos de alcohólicos de clase socioeconómica más baja o de otras minorías raciales;
- falta de criterios diagnósticos para diferenciar el SAF de otras condiciones relacionadas al alcohol, como el efecto alcohólico fetal (expresión ya en desuso), los trastornos del espectro alcohólico fetal y los trastornos neurológicos relacionados al alcohol.[15]

PREVALENCIA

Los índices de prevalencia mundial se encuentran entre 0,5 y 3 casos de SAF para cada 1.000 nacidos vivos en distintas poblaciones.[1] Dichos índices están por encima de la suma de otros desórdenes del desarrollo, como el síndrome de Down y la espina bífida.[13] En EE.UU., se presume que 6.000 a 18.000 niños/año nacen con SAF; en Brasil, se estima que puedan surgir 3.000 a 9.000 casos nuevos de SAF por año, si se confirma la prevalencia de 1 a 3:1.000 nacidos vivos,[16] ya que el índice de natalidad en el país está, en la actualidad, en tres millones/año.

Los estudios de poblaciones particularmente vulnerables (indígenas americanos, sudafricanos e italianos que viven en zonas de producción vinícola con condiciones de pobreza y miseria y otras minorías) muestran una prevalencia más elevada, de hasta 6:1.000 nacidos vivos. Datos epidemiológicos recientes han mostrado que la incidencia en una población sudafricana de alto riesgo puede estar en niveles demasiado altos, de 68 a 89:1.000 nacimientos.[17] La dimensión del problema es aún mayor si se considera el riesgo de SAF al observar los índices de gestaciones en las que hay exposición al etanol. En 1999, más del 50% de las mujeres americanas en edad reproductiva relataron consumo de alcohol; la mayoría bebió ocasionalmente, pero un 15% se las podría clasificar como bebedoras con patrón de uso moderado o intenso. En ese período, un 13% de mujeres relataron consumo de cinco o más dosis en una sola ocasión.[18] Teniendo en cuenta que casi la mitad de las gestaciones son indeseadas y que millones de mujeres fértiles son sexualmente activas y no se protegen contra la concepción, se estima que cada año, cerca de un 2% de dichas mujeres exponen sus fetos al alcohol.

Recientemente, se encontraron índices más elevados entre mujeres en tratamiento por dependencia o encarceladas.[15]

ETIOPATOGENIA

Se puede ver el contenido alcohólico de las principales bebidas en la Tabla 1, con la correspondencia en unidades.

TABLA 1   CONTENIDO ALCOHÓLICO DE LAS PRINCIPALES BEBIDAS

Bebida	Concentración (%)	Gramos (g)	Unidades
1 lata de cerveza	5	17	1,5
1 vaso de *chopp**	5	10	1
1 dosis de aguardiente	50	25	2,5
1 vaso de vino	12	10	1
1 dosis de destilados	40 a 50	20 a 25	2 a 2,5

* El *chopp* es una clase de cerveza fresca que se sirve de un barril a presión. (N. de la T.)

Fuente: www.alcoolismo.com.br/tabelas.html. (accedid en 2009)

La teratogenia del alcohol queda ampliamente demostrada en numerosos estudios experimentales. En las mujeres embarazadas que beben, la placenta se muestra totalmente permeable al pasaje del alcohol para el feto, o sea, la alcoholemia fetal es bastante similar a la materna. Resulta poco probable que un único mecanismo explique todos los efectos nefastos de la exposición al etanol *in utero*; sin embargo, todavía no se han identificado marcadores que permitan determinar la acción del alcohol en los tejidos fetales.

En el organismo que crece dentro del útero, el etanol se convierte en aldehído acético por procesamiento en el hígado, o sea, el acetaldehído es la primera sustancia derivada del metabolismo del etanol en la circulación materna y fetal.

En cultivos experimentales de células astrogliales del sistema nervioso quedó demostrado que el acetaldehído inhibe el crecimiento y la migración neuronal, lo que resulta una evidente microcefalia. Incluso, puede causar muerte celular por necrosis o apoptosis (muerte celular programada), potenciada por el estrés oxidativo[19] y se alteran los factores de crecimiento, como el factor de crecimiento insulínico tipo I y tipo II (IGF-I e IGF-II).[20]

Los daños prenatales en la época de la concepción y en las primeras semanas de embarazo pueden ser de naturaleza citotóxica o mutagénica, llevando a aberraciones cromosómicas graves. En el 1er trimestre, ocurre riesgo de malformaciones y dismorfismo facial, ya que se trata de una fase crítica para la organogénesis; en el 2º semestre, aumenta la incidencia de abortos espontáneos; y en el 3er trimestre, el alcohol lesiona otros tejidos del sistema nervioso, como el cerebelo, el hipocampo y la corteza prefrontal. Además, provoca retraso del crecimiento intrauterino, compromete el parto, incrementa el riesgo de infecciones, el desprendimiento prematuro de la placenta, hipertonía uterina, trabajo de parto prematuro y presencia de meconio en el líquido amniótico, lo que constituye un fuerte indicador de sufrimiento fetal.

El etanol también se transfiere a la leche materna, en la proporción de sólo un 2% de la alcoholemia materna. La eliminación del alcohol en la sangre y en la leche obedece a patrones individuales. En cuanto al amamantamiento de hijos de alcohólicas, puede presentarse una reducción en la producción sin alteración en la calidad de la leche, aunque el alcohol puede causar efectos adversos en el sueño del niño, en el desarrollo neuromotor y, más tarde, en el aprendizaje. De ese modo, se recomienda que la madre que ingirió bebida alcohólica se abstenga de amamantar en las horas siguientes a la ingestión.[20,22]

El SAF incrementa en 3 a 7 veces la probabilidad de síndrome de muerte súbita infantil (*sudden infant death syndrome*), contribuyendo para el incremento de los índices de mortalidad infantil en una determinada población o etnia.[22]

EL ALCOHOL Y LA PLACENTA

El alcohol presenta, como efecto primario, una vasoconstricción en el cordón umbilical y en la placenta, lo que puede incrementar la duración de la exposición fetal debido a la reducción del flujo sanguíneo.

La exposición al alcohol acarrea varios efectos complejos en la función de la placenta y en el crecimiento y desarrollo fetales. El alcohol cruza la placenta por la sangre materna y sigue hacia el líquido amniótico y el feto. Luego de 1 hora, los niveles de etanol en la sangre fetal y en el líquido amniótico son equivalentes a los de la sangre de la embarazada. El acetaldehído también cruza la placenta, aunque su nivel en el transporte sea variable. La placenta humana posee una capacidad metabólica limitada para el alcohol, y el hígado fetal no posee un sistema eficaz para metabolizarlo, de manera que la reducción de los niveles de alcohol ocurre, primordialmente, por la reentrada en la circulación materna.[25]

Antes de las veinte semanas de embarazo, el alcohol podría ser absorbido por la piel del feto – aunque tal evidencia es de difícil comprobación. Sin embargo, luego de la 24ª semana de embarazo, la piel del feto ya presenta más queratina y es capaz de limitar la absorción de alcohol. Luego de este estadio del desarrollo, el feto ingiere el líquido amniótico, absorbe el alcohol, que sigue hacia la circulación fetal, y lo transfiere a la circulación materna, lo que parece ser un mecanismo de eliminación del alcohol contenido en el líquido amniótico. Sin embargo, puede haber un lapso de 3 horas en ese proceso, incluso tras la ingestión de sólo una dosis de bebida alcohólica. Es probable que el líquido amniótico de la gestante alcohólica se convierta en un depósito de etanol, ya que el nivel de etanol permanece elevado por más tiempo en el líquido amniótico que en la sangre materna.[22,25]

CRITERIOS DIAGNÓSTICOS DE LA TERATOGENIA DEL ALCOHOL

Sobre la base de los estudios realizados hasta el momento, cuando existe exposición prenatal al alcohol, el SAF y sus variaciones clínicas, como los trastornos del espectro del alcoholismo fetal (TEAF) y otros con anterioridad denominados efecto alcohólico fetal, pueden presentar:

1. Dismorfología facial, con variaciones de rasgos raciales en el rostro con tres características más evidentes:
   - filtro nasal ausente o no distinguido, aletas nasales antevertidas e incremento de la distancia entre la nariz y el labio superior que, comparado al infe-

rior, está afilado (Figura 1a), al contrario de un niño con rasgos normales (Figura 1b);
- hemangiomas sin una ubicación predominante (Figura 2) y estrabismo, siendo el más común el convergente (Figura 3);
- aberturas palpebrales pequeñas, en el 10º percentil o menos; también, nariz pequeña, repliegue del epicanto, retrognatia, microcefalia y rostro aplanado (Figura 4).
2. Deficiencia en el crecimiento pre o post-natal, en el peso y/o en la altura, en el 10º percentil o menos, referido a cualquier edad y ajustado para género, tiempo de gestación y etnia.

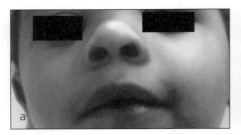
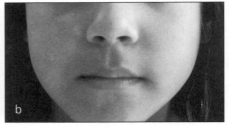

Figura 1   (a) Dismorfología facial. (b) Rasgos faciales normales. (Véase figura en el Cuaderno a color.)
Fuente: Grinfeld & Trinca.[26]

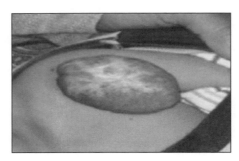

Figura 2   Hemangiomas. (Véase figura en el Cuaderno a color.)
Fuente: Grinfeld & Trinca.[26]

3. Anormalidades en el sistema nervioso central:
   - estructurales, perímetro cefálico en el 10º percentil o menos y ajustado para género y edad; clínicamente, se observan anormalidades cerebrales por medio de una imagen;
   - neurológicas: siempre que no resulten de agresión perinatal o fiebre, con actividad funcional por debajo de la expectativa para la edad, como dificultades en el aprendizaje, en el lenguaje, en la atención y en la memoria;
   - otras intelectivas, como retraso en el desarrollo de grado variado en las funciones sociales, en la conducta y en la ejecución motora e hiperactividad.

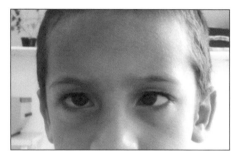

Figura 3   Estrabismo convergente. (Véase figura en el Cuaderno a color.)
Fuente: Grinfeld & Trinca.[26]

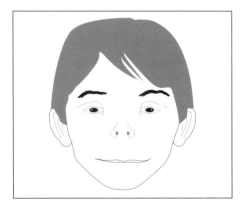

Figura 4   Alteraciones faciales. (Véase figura en el Cuaderno a color.)
Fuente: *Family Empowerment Network* (FEN).[27]

El alcohol y sus consecuencias: un enfoque multiconceptual

De ese modo, es importante que se encuentren al menos tres alteraciones faciales y documentación de los déficits de crecimiento y de las anormalidades neurológicas. Con esos datos, el diagnóstico tendrá consistencia para clínicos, investigadores y prestadores de servicios. Es de suma importancia establecer tales criterios para profesionales médicos y paramédicos, educadores y familiares de los individuos portadores del SAF.

Diversos investigadores han contribuido para definir las características necesarias para el diagnóstico de personas con SAF y TEAF. Sin embargo, existen dos protocolos diferentes de criterios diagnósticos ampliamente divulgados para la evaluación y categorización de niños expuestos al alcohol en período prenatal.[21]

El primer protocolo utilizado, presentado por el Instituto de Medicina de EE.UU. (*Institute of Medicine*), de la Academia Nacional de Ciencias, en 1996, se desarrolló en virtud de la dificultad para reconocer y establecer el diagnóstico de los niños expuestos al alcohol durante el embarazo. Propone cinco categorías diagnósticas para el SAF y los efectos relacionados al alcohol.[13] Posteriormente, en 2005,[20] se realizó una revisión y los criterios se repartieron en seis categorías (Tabla 2):

- categoría 1: SAF con exposición materna al alcohol confirmada;
- categoría 2: SAF con exposición materna al alcohol no confirmada;
- categoría 3: SAF parcial con exposición materna al alcohol confirmada;
- categoría 4: SAF parcial con exposición materna al alcohol no confirmada;
- categoría 5: trastorno congénito relacionado al alcohol;
- categoría 6: trastorno del neurodesarrollo relacionado al alcohol.[13]

Tal clasificación tiene en cuenta que, en muchos casos, la historia materna no está disponible cuando se realiza el diagnóstico.

El diagnóstico de los defectos fetales relacionados al alcohol se obstaculiza por la ardiente discusión sobre los diversos criterios, haciéndose imperativo saber cuál sería el más apropiado. Se pueden encontrar muchas recomendaciones publicadas, desde 1996, y el desacuerdo en ese tema reduce la potencialidad para los datos de comparación entre los variados centros de investigación, en diferentes países.

190

Consumo nocivo de alcohol durante el embarazo

TABLA 2 CRITERIOS DIAGNÓSTICOS DE LOS TRASTORNOS DEL ESPECTRO DEL ALCOHOLISMO FETAL – *INSTITUTE OF MEDICINE* REVISADO[21]

1. SAF CON EXPOSICIÓN MATERNA AL ALCOHOL CONFIRMADA (requiere todos los ítemes de A a D).
A. Exposición materna al alcohol confirmada.
B. Evidencia de patrones característicos de anomalías faciales menores, incluyendo más de 2 de los ítemes que se siguen:
   1. aberturas pequeñas de párpados (iguales o menores que el 10º percentil);
   2. labio superior rojo y fino;
   3. filtro nasal plano.
C. Evidencia de retraso del crecimiento pre y/o post-natal:
   1. altura o peso igual o menor que el 10º percentil, corregidos con las particularidades étnicas, de ser posible.
D. Evidencia de deficiencias en el desarrollo neurológico o anormalidades morfogénicas, incluyendo igual o mayor que uno de los ítemes presentados abajo:
   1. anomalías estructurales cerebrales;
   2. circunferencia de la cabeza ≤ 10º percentil.
2. SAF CON EXPOSICIÓN MATERNA AL ALCOHOL NO CONFIRMADA 1B, 1C y 1D, según el ítem anterior.
3. SAF PARCIAL CON EXPOSICIÓN AL ALCOHOL CONFIRMADA (requiere todos los ítemes de A a C).
A. Exposición materna al alcohol confirmada.
B. Evidencia de patrones característicos de anomalías faciales menores, incluyendo más de 2 ítemes de los que se siguen:
   1. aberturas pequeñas de párpados (iguales o menores que el 10º percentil);
   2. labio superior rojo y fino;
   3. filtro plano.
C. Una de las características abajo:
   1. evidencia de retraso del crecimiento pre o post-natal:
     a) altura o peso igual o menor que el 10º percentil, corregidos con las normas raciales, de ser posible;
   2. evidencias de deficiencias en el desarrollo neurológico o anormalidades morfogénicas, incluyendo uno o más de los ítemes presentados abajo:
     a) anomalías estructurales cerebrales;
     b) circunferencia de la cabeza ≤ 10º percentil;
   3. evidencia de un complejo patrón de anormalidades cognitivas y conductuales que son inconsistentes con el nivel del desarrollo y no se pueden explicar únicamente por predisposición genética, herencia familiar o causa ambiental:
     a) este patrón incluye deficiencias en el desempeño de tareas complejas (resolución de problemas complejos, planificación, juicio, abstracción, cognición y tareas aritméticas);
     b) déficits en el lenguaje receptivo y expresivo y desórdenes de conducta (dificultades en los hábitos personales, labilidad emocional, disfunción motora, desempeño académico pobre y déficit en la interacción social).

(sigue)

El alcohol y sus consecuencias: un enfoque multiconceptual

TABLA 2   (CONT.) CRITERIOS DIAGNÓSTICOS DE LOS TRASTORNOS DEL ESPECTRO DEL ALCOHOLISMO FETAL – *INSTITUTE OF MEDICINE* REVISADO[21]

4. SAF PARCIAL CON EXPOSICIÓN MATERNA AL ALCOHOL NO CONFIRMADA 3B y 3C, según el ítem previo.
5. TRASTORNO CONGÉNITO RELACIONADO AL ALCOHOL (TCRA) (requiere todos los ítemes de A a C).
A. Exposición materna al alcohol confirmada.
B. Evidencia de patrones característicos de anomalías faciales menores, incluyendo más de 2 de los ítemes que se siguen:
   1. aberturas pequeñas de párpados (iguales o menores que el 10º percentil);
   2. labio superior rojo y fino;
   3. filtro plano.
C. Defectos estructurales congénitos: una o más de las categorías a continuación, incluyendo malformaciones y displasias (si el paciente presenta únicamente anormalidades menores, se deben presentar al menos dos).
   1. cardíacos: defectos del septo atrial, aberraciones en grandes vasos sanguíneos, defecto del septo ventricular, defecto cardíaco conotruncal;
   2. esqueléticos: sinostosis radioulnar, defectos en la segmentación vertebral, contracturas articulares, escoliosis;
   3. renales: riñones aplásicos/hipoplásicos/displásicos, riñones en «herradura»/ duplicación uretral;
   4. ojos: estrabismo, ptosis, anomalías vasculares en la retina, hipoplasia del nervio óptico;
   5. oídos: pérdida auditiva conductiva, pérdida auditiva neurosensorial;
   6. anormalidades menores: uñas hipoplásicas, quinto dedo corto, clinodactilia de los cinco dedos, pectus carinatum/escavatum, camptodactilia, repliegues palmares «mango de taco», errores de refracción, orejas en «ferrocarril».
6. TRASTORNO DEL NEURODESARROLLO RELACIONADO AL ALCOHOL (requiere los ítemes A y B).
A. Exposición materna al alcohol confirmada.
B. Al menos uno de los siguientes ítemes:
   1. evidencia de deficiencias en el desarrollo neurológico o anormalidades morfogénicas, incluyendo al menos uno de los presentados a continuación:
      a) anomalías estructurales cerebrales;
      b) circunferencia de la cabeza ≤ 10º percentil.
   2. evidencias de un complejo patrón de anormalidades cognitivas y conductuales que son inconsistentes con el nivel del desarrollo y no se pueden explicar únicamente por predisposición genética, herencia familiar o causa ambiental:
      a) este patrón incluye deficiencias en el desempeño de tareas complejas (resolución de problemas complejos, planificación, juicio, abstracción, metacognición y tareas aritméticas);
      b) déficits en el lenguaje receptivo y expresivo y desórdenes de conducta (dificultades en los hábitos personales, labilidad emocional, disfunción motora, desempeño escolar pobre y déficit en la interacción social).

Fuente: Hayme et al.[10]

Además, refuerza la posibilidad de confusión de los profesionales de la salud sobre el diagnóstico de esta condición.

El perfil conductual de los niños con SAF incluye problemas con el habla y la comunicación (por ejemplo, hablan demasiado y/o muy rápido, interrumpiendo el discurso de los demás); dificultades, como desorganización y pérdida de objetos; labilidad emocional, como cambios de humor o reacciones extremas; disfunciones motoras (por ejemplo, en los deportes); desempeño escolar pobre; dificultad para iniciar/completar tareas; escasa atención; interacciones sociales deficientes (por carencia de discernimiento para evaluar las consecuencias de su conducta); respuestas fisiológicas inusuales, como hiperacusia; hiperactividad y disturbios del sueño.[21,22]

La experiencia clínica muestra que los TEAF deben ser siempre un diagnóstico por exclusión. Variados síndromes genéticos y con malformaciones poseen algunas características del SAF y niños con otras alteraciones genéticas y síndromes dismórficos nacen de madres alcohólicas con tanta frecuencia como niños de madres de la población en general. Por lo que no se debe hacer un diagnóstico de TEAF de manera automática en un niño con desórdenes neurocognitivo-emocionales simplemente porque su madre consumió alcohol durante el embarazo.

Se puede corroborar el diagnóstico del SAF y del TEAF, en sus varios grados de gravedad, por medio de imágenes cerebrales, en particular en el análisis de los ganglios de base, del cerebelo, del cuerpo calloso y del hipocampo, que son zonas más comprometidas por la acción del etanol en el desarrollo embrionario. También pueden ser de utilidad la encefalografía, la polisomnografía, la resonancia magnética, la tomografía por emisión de positrones (*positron emission tomography* – PET) y la tomografía por emisión de fotones (*single photon emission computed tomography*, Spect).[20]

El SAF comparte muchas de sus características con el síndrome de Williams, causado por una microdelección del cromosoma 7q11, en el cual los niños pueden presentar retraso de crecimiento, microcefalia, aberturas de párpados cortas y filtro nasal largo y no aparente, además de problemas de aprendizaje y desórdenes conductuales. Otros síndromes que pueden entrar en el diagnóstico diferencial son los Síndromes de Aarskog, Noonan, Dubowitz, Bloom, Turner y Opitz.[13]

Resulta importante subrayar que las mujeres alcohólicas que siguen con el consumo intenso de alcohol en las gestaciones subsiguientes tendrán hijos cada vez con mayor riesgo de cuadros más graves.[22]

EVOLUCIÓN

Los estudios muestran que, aparentemente, un 50% de los niños con SAF poseen retraso mental, con un coeficiente intelectual promedio de 65, en una variación de 20 a 100.[23] A medida que el enfermo se desarrolla cronológicamente, el déficit de atención y la hiperactividad se hacen más notorios, pero las dismorfias faciales, que cambian con el tiempo, hacen que la sospecha diagnóstica sea más fácil entre los 5 y 7 años de edad. Los enfermos presentan dificultad en el habla debido a la alteración de la anatomía del maxilar, a la disfunción motora del músculo orofaríngeo y al déficit auditivo.

Resulta importante subrayar que el SAF es una condición que perdura de por vida. La combinación entre los déficits neurológicos y el estrés ambiental adicional puede promover altos riesgos de deficiencias en la adultez, como dificultades sociales, desajustes emocionales y familiares, abuso de alcohol y de otras drogas, problemas de salud mental, conducta sexual inapropiada, victimización, desempleo, problemas legales y muerte prematura.[23] Los rasgos faciales que caracterizan al síndrome se hacen más sutiles con el transcurrir de los años.

La mortalidad por las complicaciones de la enfermedad puede llegar a un 2,8%,[22] dado que el SAF constituye un factor de incremento de la mortalidad infantil en cualquier evaluación epidemiológica.

TRATAMIENTO

CLÍNICAS DE DIAGNÓSTICO

A pesar de las evidencias de que el diagnóstico y la intervención precoces pueden ser beneficiosos para los niños acometidos, el diagnóstico y la evolución de los TEAF son un auténtico desafío para los pediatras, a causa de la dificultad en la identificación de las señales físicas y a la variabilidad de los síntomas. Gran parte de las clínicas de diagnóstico y tratamiento se encuentra en Norteamérica, y, como se expuso con anterioridad, el diagnóstico de las condiciones resultantes de la exposición al alcohol *in utero* puede ser difícil para un profesional de la salud no entrenado.

Muchas de las varias características de dicha condición se encuentran en otros síndromes genéticos con malformaciones y, muchas veces, la información del consumo de alcohol durante la gestación es incierta.[15,23]

Varios estudios realizados entre profesionales de la salud en el área de la Pediatría muestran la considerable y generalizada falta de conocimiento sobre las características clínicas y evolutivas del SAF (menos en EE.UU. y más en Latinoamérica, en Europa y Oceanía).[15] Los profesionales de salud que lidian con este tipo de problema pueden beneficiarse con más y mejores recursos, como:

- información sobre la enfermedad, con una mayor divulgación en congresos de Genética Médica, Pediatría y Obstetricia, y el apoyo logístico de las sociedades médicas relacionadas a las áreas nombradas;
- criterios precisos y apropiados de diagnóstico y evolución;
- conocimiento de los varios servicios de derivación;
- acreditación de profesionales con experiencia en el diagnóstico del SAF;
- apoyo gubernamental en las áreas de salud municipal, estatal y federal;
- apoyo de organizaciones no gubernamentales centradas primordialmente en los problemas de la dependencia química.

En 2008, se llevó a cabo en Australia[15] un estudio realizado por un grupo de investigadores, 33 clínicas de diagnóstico con pediatras, neuropediatras, geneticistas y psicólogos. El estudio mencionado mostró que las clínicas relacionadas utilizaban las pautas recomendadas por los *Centers of Disease Control and Prevention* de EE.UU.. Es decir, enfoques multidisciplinares con evaluaciones periódicas neuroconductuales. De ese modo, un consenso en los criterios diagnósticos permitiría realizar comparaciones de los datos clínicos y de investigación, estimulando los ensayos de intervención para esa importante entidad clínica.

PLANIFICACIÓN EDUCACIONAL

Para los niños con TEAF, el ambiente escolar se convierte en un auténtico desafío y la experiencia educacional no orientada puede resultar negativa.

La clave del éxito escolar depende de la evaluación individual apropiada para cada niño. Hay que encaminarlo hacia un ambiente en el que podrá ejercer sus capacidades y desarrollar rutinas y estructuras mentales, generando un sentido de seguridad y confort hasta que se incline a mostrar alguna iniciativa y correr más riesgos. De tal manera, las habilidades pueden desarrollarse y hacerse viables, incrementando la sensación de mayor competencia y dando al paciente con SAF una mejor calidad de vida.

Una vez que se obtiene la información proveniente de las evaluaciones diagnósticas individuales, el equipo de educación podrá utilizarlas para crear un programa escolar positivo. Para esto debe contar con las herramientas de intervención necesarias, que se crean específicamente para las necesidades de aprendizaje individuales de cada niño, debiendo hacerse tantas evaluaciones cuantas sean necesarias para ajustarse o modificarse a lo largo del tiempo. Se entiende, por lo tanto, que esas acciones de planificación educacional constituyen un proceso dinámico continuo.[24]

Las investigaciones clínicas y experimentales sobre las relaciones entre la estructura cerebral y los desórdenes conductuales, ampliadas por un mayor intercambio de información entre los centros de referencia, son cruciales para que se logre la identificación precoz de los casos de TEAF. Se espera que la subnotificación y el subdiagnóstico del SAF dejen de ser una constante y que se puedan obtener, en un futuro próximo, resultados menos sombríos y más prometedores.[20]

PREVENCIÓN

Las alteraciones físicas y mentales que ocurren en el SAF y en el TEAF son pasibles de prevención en su totalidad si la gestante se abstiene del consumo de alcohol a lo largo del embarazo o incluso antes de la concepción, ya que los peores daños ocurren en el período embrionario, que es el de las primeras 4 a 6 semanas de vida intrauterina. La recomendación de la Academia Americana de Pediatría y del Colegio Americano de los Ginecólogos y Obstetras es la completa abstinencia de alcohol, en cualquier cantidad y en cualquier fase del embarazo.

Los daños que el etanol provoca en los fetos de las mujeres usuarias de alcohol son permanentes e irreversibles, aunque existen formas de reducir las consecuencias del uso abusivo por medio de acciones interdisciplinarias, que pueden llevar el enfermo a una inserción social más satisfactoria en un futuro.

La prevención del SAF y de los trastornos funcionales relacionados a la exposición fetal al alcohol es de enorme importancia para la salud pública. En las clínicas obstétricas se ha desarrollado con éxito un gran número de programas prenatales con el objetivo de reducir los riesgos en el embarazo cuando hay consumo nocivo y abusivo de etanol. Los obstetras y los pediatras deben ser animados a participar en el entrenamiento para el diagnóstico e incitados a hacerlo cuando ocurre la sospecha, ya que poseen un rol preponderante en la identificación del problema.[1,5,13]

La derivación adecuada de la mujer embarazada que consume bebidas alcohólicas es el camino más prometedor para la resolución de la cuestión del SAF y de su espectro.

REFERENCIAS BIBLIOGRÁFICAS

1. Centers for Disease Control and Prevention. Alcohol use among childbearing-age women – United States, 1991-1999. MMWR 2002; 51:273-6.
2. Mattson SN, Schoenfeld AM, Riley EP. Teratogenic effects of alcohol on brain and behavior. National Institute on Alcohol Abuse and Alcoholism, 2001.
3. Mukherjee R, Eastman N, Turk J, Hollins S. Fetal alcohol syndrome: law and ethics. Lancet 2007; 369(9568):1149-50.
4. Lemoine P, Harrouseau H, Borteyru JP, Menuet JC. Les enfants de parents alcooliques: anomalies observées à propos de 127 cas. Ouest Medic 1968; 21:476-8.
5. Gahagan S, Sharpe TT, Brimacombe M, Fry-Johnson Y, Levine R, Mengel M et al. Pediatricians' knowledge, training, and experience in the care of children with fetal alcohol syndrome. Pediatrics 2006; 118:e657-8.
6. Chisholm D, Rehm J, Van Ommeren M, Monteiro M. Reducing the global burden of hazardous alcohol use: a comparative cost-effectiveness analysis. J Stud Alcohol 2004; 65(6):782-93.

7. Collins D, Lapsley G. The social costs of drug abuse in Australia in 1988 and 1992. Canberra: Commonwealth Department of Human Services and Health. Australian Government Printing Service, 1996.
8. Elliott EJ, Bower C. Alcohol and pregnancy: the pivotal role of the obstetrician. Aust N Z J Obstet Gynaecol 2008; 48(3):236-9.
9. García-Valdecasas-Campelo E, González-Reimers E, Santolaria-Fernández F, De La Vega-Prieto MJ, Milena-Abril A, Sánchez-Pérez MJ et al. Brain atrophy in alcoholics: relationship with alcohol intake; liver disease; nutritional status, and inflammation. Alcohol Alcohol 2007; 42(6):533-8.
10. Zilberman ML, Blume SB. Domestic violence, alcohol and substance abuse. Rev Bras Psiquiatria 2005; 27 Suppl 2:S51- 5.
11. Brasiliano S, Hochgraf PB. Drogadicção feminina: a experiência de um percurso. In: Silveira DX, Moreira F (eds.). Drogas, dependência e sociedade. São Paulo: Atheneu, 2005.
12. Zilberman ML, Tavares H, Andrade AG. Discriminating drug-dependent women from alcoholic women and drug-dependent men. Addict Behav 2003; 28(7):1343-9.
13. Stratton K, Howe C, Battaglia F (eds.). Fetal alcohol syndrome: diagnosis, epidemiology, prevention, and treatment. Washington: Institute of Medicine, National Academy Press, 1996.
14. Grinfeld H. What effects can be expected of prenatal exposure in pregnant mice and their offspring? Einstein 2004; 2(3):187-92.
15. Peadon E, Fremantle E, Bower C, Elliott EJ. International survey of diagnostic services for children with Fetal Alcohol Spectrum Disorders. BMC Pediatrics 2008; 8:12:10.1186/1471-2431-8-12.
16. Grinfeld H, Goldenberg S, Segre CA, Chadi G. Fetal alcohol syndrome in São Paulo, Brazil. Paediatr Perinat Epidemiol 1999; 13(4):496-7.
17. May PA, Gossage JP, Marais AS, Adnams CM, Hoyme HE, Jones KL et al. The epidemiology of fetal alcohol syndrome and partial FAS in a South African community. Drug Alcohol Depend 2007; 88(2-3):259-71.
18. Gerberding JL, Cordero J, Floyd RL. Fetal alcohol syndrome: guidelines for referral and diagnosis. National Center on Birth Defects and Developmental Disabilities, Centers of Disease Control and Prevention, Department of Health and Human Services, 2004.
19. Goodlett CR, Horn KH. Mechanisms of alcohol damage to the developing nervous system. National Institute on Alcohol Abuse and Alcoholism, 2001.
20. Niccols A. Fetal alcohol syndrome and the developing socio-emotional brain. Brain Cogn 2007; 65(1):135-42.
21. Hoyme HE, May PA, Kalberg WO, Kodituwakku P, Gossage, JP, Trujillo PM et al. A practical clinical approach to diagnosis of fetal alcohol spectrum disorders: clarification of the 1996 Institute of Medicine Criteria. Pediatrics 2005; 115(1):39-47.

22. Burd, L. Fetal alcohol spectrum disorders. São Paulo: Conference at the 1st ABRA-MD Congress, 2008.
23. Streissguth AP, Bookstein FL, Barr HM, Sampson PD, O'Malley K, Young JK. Risk factors for adverse life outcomes in fetal alcohol syndrome and fetal alcohol effects. J Dev Behav Pediatr 2004; 25(4):228-38.
24. Kalberg WO, Buckley D. Educational planning for children with fetal alcohol syndrome . Ann Ist Super Sanita 2006; 42(1):58-66.
25. Burd L, Roberts D, Olson M, Odendaal H. Ethanol and the placenta: a review. J Mat-Fetal Neon Med 2007; 20(5):361-75.
26. Grinfeld H. e Trinca R.Síndrome Alcoólica Fetal: prevalência no município da Grande São Paulo.
27. Family Empowerment Network – FEN.The Wisconsin fetal alcohol spectrum. Disorders (FASD) Resorche Guide, 2006.